探索科学丛书

彻底简单的人类基因构造

基因既和人的体型、运动能力有关，也关系到人是否容易得病

[日] 生田 哲 著

徐慧 译

电子工业出版社
Publishing House of Electronics Industry
北京 · BEIJING

内 容 简 介

这是一本关于人体基因知识的科普书籍，用一种通俗易懂的叙述方式对看似高深难懂的基因学做了全新的诠释。全书主要向读者介绍一些基因遗传学知识、人体基因与DNA的关系及DNA的形态和功能等，并且特别就我们现代人所关心的基因与疾病的关系、基因遗传类疾病及基因诊断等做了全面详细而易懂的解释。

本书面向多个层次的读者，是青少年在学校所学知识的进一步应用性贯通；也可以让普通读者更好地了解基因知识，认识基因与疾病的关系。

TOKOTON YASASHII HITO IDENSHI NO SHIKUMI
Copyright © 2014 SATOSHI IKUTA
Originally published in Japan by SB Creative Corp.
Chinese (in simplified character only) translation rights arranged with
SB Creative Corp., Japan through CREEK & RIVER Co., Ltd.
All rights reserved.

版权贸易合同登记号　图字：01-2016-1967

图书在版编目（CIP）数据

彻底简单的人类基因构造 ／（日）生田哲著；徐慧译. —北京：电子工业出版社，2016.6
（探索科学丛书）

ISBN 978-7-121-28695-7

Ⅰ.①彻… Ⅱ.①生… ②徐… Ⅲ.①人类基因－普及读物 Ⅳ.①R394-49

中国版本图书馆CIP数据核字（2016）第092189号

策划编辑：王敬栋
责任编辑：谭丽莎
印　　刷：北京千鹤印刷有限公司
装　　订：北京千鹤印刷有限公司
出版发行：电子工业出版社
　　　　　北京市海淀区万寿路173信箱　　邮编：100036
开　　本：720×1000　1/16　印张：13　字数：187.2千字
版　　次：2016年6月第1版
印　　次：2016年6月第1次印刷
印　　数：5000册　定价：49.00元

凡所购买电子工业出版社图书有缺损问题，请向购买书店调换。若书店售缺，请与本社发行部联系，联系及邮购电话：（010）88254888，88258888。
质量投诉请发邮件至zlts@phei.com.cn，盗版侵权举报请发邮件至dbqq@phei.com.cn。
本书咨询联系方式：（010）88254451。

前　言

　　地球上住着很多生物。老鼠生下来就是老鼠，黑猩猩生下来也就是黑猩猩。老鼠无论怎么努力也成不了黑猩猩，黑猩猩也成不了人类。这是为什么呢？

　　而同一个种类中也有区别。即使是人，除了同卵双胞胎外，每个人都是不同的。所有人的脸、身高、体重、IQ、性格等特征都有或大或小的区别。但是一个家庭中父母胖的话，胖孩子就比较多；父母长得高，儿女高的比较多。父母的性格和儿女的性格相似。就这样，孩子一般都和父母有相像的倾向。

　　现在我们已经知道为什么老鼠不能成为猫，也知道孩子为什么长得像父母。老鼠有老鼠的、猫有猫的、A有A的、B有B的基因，它们的基因决定了它们作为生物的性质。

　　在19世纪的达尔文时代，人们就已经清楚遗传的重要性。但是承担遗传任务的到底是什么样的物质，在很长一段时间里一直是一个谜。

　　直到1953年，沃森和克里克提出了DNA（Deoxyribonucleic

Acid）的立体结构模型，我们才知道DNA就是遗传基因。从这一年开始诞生了将生物现象用分子来说明的"分子生物学"学科。

DNA不仅和遗传有关，如癌就是由于DNA出现异常而发生的，现在我们还知道很多的疾病实际上是由于基因出现毛病而开始的。

如果疾病是由于基因的异常而产生的，则将健康的基因导入细胞来进行治疗也是合乎情理的。这种治疗方法就叫作基因治疗。

分子生物学和生命科学的研究在持续，医学和医疗技术也在飞速发展。例如，基因诊断、人工器官、骨髓移植、器官移植、ES细胞（胚胎干细胞）、IPS细胞（诱导性多功能干细胞）等的移植技术、人工授精等。

多亏了这些技术，那些受前人当作不治之症的疾病所苦的人们也能保住性命、解除病痛；不孕不育的夫妇也能儿孙满堂。在发病前早早地预测病症并通过改善饮食来预防疾病也成为一种可能。

但是，伴随着这些好处，我们必须考虑的问题也变多、变复杂起来。随着医疗技术的发达，人的生与死的界线也越来越不清晰。例如脑死亡，生死的界线到底在哪里呢？

当面临脑死亡时，是谁用什么方法来判定脑死亡的呢？晚期疾病患者和植物人状态的人应该活到什么时候？包括基因治疗在内，到哪种程度的治疗能被许可？

需要监视科学、医学和医疗，判断其价值，那么谁来做这个事情呢？专家？开玩笑吧！绝对不能交给专家来判断。因为往往专家会视野狭窄，容易失去控制。交给他们来判定就会非常危险。

而且给科学、医学研究提供资金资助的是各位纳税人。

正因为如此，监视科学、医学和医疗，判断它们的价值是我们普通市民的责任。

作为普通人的我们也需要理解科学、医学的基础知识。我希望这本书能起到这个作用。21世纪可以说是一个拷问我们生命的意义和人生观的时代。

本书完稿之际，SB Creative的益田贤治先生给予了很多有益的建议。在此特别感谢！

2014年3月

生田　哲

CONTENTS

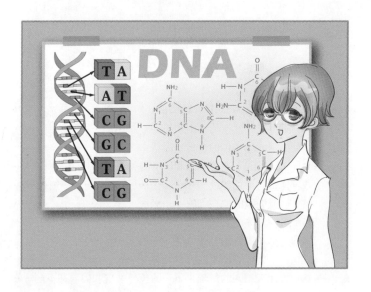

CONTENTS

鸟瞰人类遗传基因

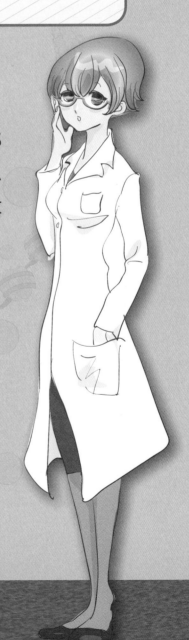

决定人类遗传的遗传基因在身体的哪个部位呢？它以什么样的形式存在，起着什么样的作用呢？首先，本章从细胞层面出发来理解遗传基因。

❶ 不可或缺的遗传基因知识

无论谁都想知道自己的命运，特别是关于身体健康方面的。古代人用星座来占卜自己的运势，而现代人则通过遗传基因来做这些。

美国著名女星安吉丽娜·朱莉（见图1-0a），在得知自己患遗传性乳癌的可能性为87%后，接受了乳腺切除手术。在还没有出现病变症状的情况下就切除乳腺，这让全世界震惊。据安吉丽娜本人描述，医生发现她体内能抑制癌细胞生长的遗传基因BRCAI发生变异，这会导致将来乳癌的发病概率达到87%，而卵巢癌的发病概率为50%。

通过遗传基因检查，不仅能发现乳癌的发病概率，在一定程度上还可以发现老年痴呆症、帕金森综合征、亨延顿氏舞蹈症的发病概率。

几乎所有的疾病都和遗传基因有关，原则上应该是通过遗传基因就能查到发病概率。不过实际上即使发病概率高，也未必一定会发病。遗传基因不过是决定了我们的体质。有时改善饮食、改变生活规律，也是可以阻止许多疾病发病的。

在不久的将来，也许人们就会看到下面的这种情景：纯子抱着3个月大的儿子幸夫坐在横滨的一个小诊所，医生熟练地用镊子将药棉放入幸夫的口腔，麻利地取下口腔黏膜细胞放入试管，然后椅子180°一转转到DNA分析器的面前，将试管放入。接着医生就幸夫的家庭环境问纯子一些

图1-0a　下定决心做测试患乳癌概率的手术的安吉丽娜·朱莉

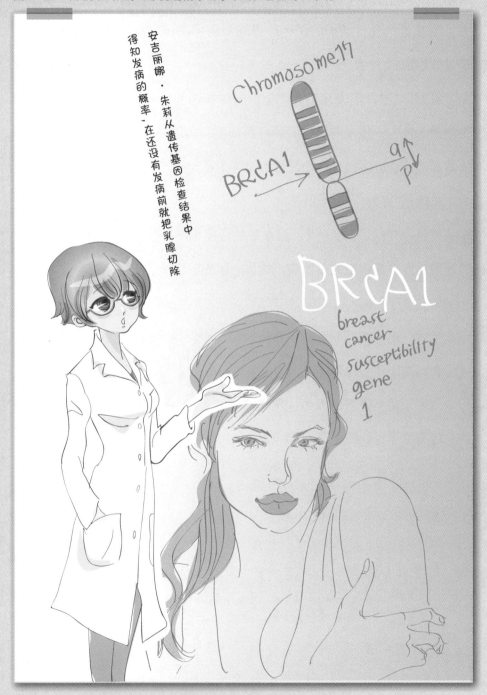

问题。大约十分钟后，DNA分析结果就从打印机中"哧哧的"打印出来了。拿着这个分析结果的医生静静地对将幸夫抱在腿上的纯子用严肃的语气开始说话。

医生："嗯，幸夫几乎大部分的遗传基因都没有什么问题，但也有需要注意的地方，他是容易得大肠癌的体质，所以必须尽可能地避免便秘。他的日常饮食应多以含食物纤维的蔬菜为主比较好。"

纯子："好的，明白了。"

医生："啊！还有一点，他也是易得哮喘的体质，所以最好生活在空气好的地方，那种车流量比较小的住宅区比较合适。"

今后，遗传基因研究将不断地发展，不仅是疾病，人的性格、智力、才能和运动能力等也可能成为遗传基因诊断的对象。

为了未来更美好的人生，现在已经进入了一个遗传基因知识不可或缺的时代（见图1-0b）。

图 1-0b　为了迈向更好的人生所需要的遗传基因知识

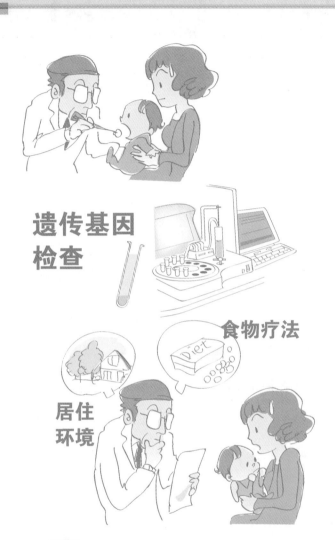

遗传基因检查

食物疗法

居住环境

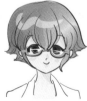

不久的将来，不仅是疾病，人的性格、智力、才能和运动能力都能成为遗传基因诊断的对象，所以好好掌握这方面的知识吧

1 决定人体遗传的遗传基因

人类的遗传中起主要作用的是遗传基因。遗传基因是一种掌管遗传的物质，它会给细胞下达制造怎样的蛋白质和制造多少蛋白质的指令。那么承担着这么重要角色的遗传基因在人体的哪个位置呢？

首先让我们来找找遗传基因（Gene）的所在之处吧！我们把身体看成一个箱子比较便于理解，如图1-1所示。

（a）人体内有骨头、肌肉、皮肤、血液、神经、牙和头发等。这些都是由细胞这个小单位组成的。把人看成一个箱子，那么在人这个箱子里大约有60兆个细胞，让人觉得吃惊的是，这些小小的细胞中的每一个也都可以看成一个个箱子。

（b）打开一个细胞的箱子，可以看到箱子里装满了各种各样的零件。在细胞的正中间有核，核里面就是装满了染色体的染色体组。

（c）如果把染色体组也看成一个箱子，则一个染色体组箱子里有23对（46个）染色体。

（d）取46个染色体中的1个染色体放大。它之所以叫染色体是因为在细胞分裂时，用显微镜观察细胞核，就能找到这种能被染上色的物质。

（e）打开染色体箱子，里面就有叫作染色质的组织。

（f）在染色质箱子里，又能看到几个核小体。核小体是由叫作组蛋白的圆形蛋白质卷上细线构成的。

图 1-1　人体、细胞、染色体组、染色体、遗传基因

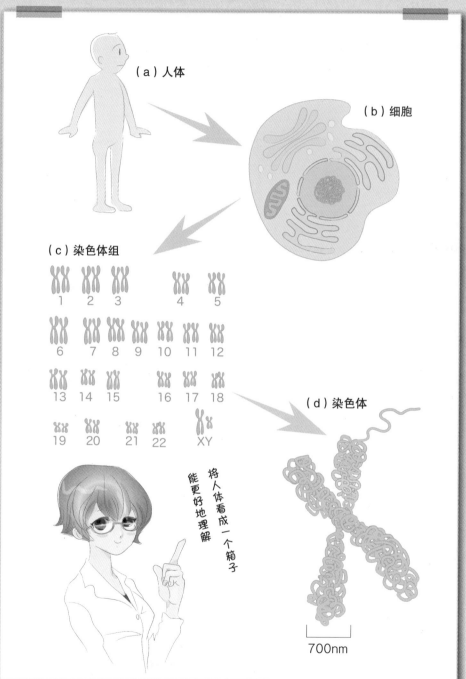

图 1-1　人体、细胞、染色体组、染色体、遗传基因　　　　　　（续）

30nm

200nm

11nm

（e）染色质

（f）核小体

组蛋白

2nm

（g）DNA

（g）打开核小体，就能发现DNA（Deoxyribonucleic Acid：脱氧核糖核酸）。

（h）在人体细胞内的DNA与卷线轴似的组蛋白卷在一起，被称为核小体。一方面，大量的核小体紧密挤在一起形成凝缩染色质，其中的DNA起不了遗传基因的作用（遗传基因关闭），不能合成蛋白质。

另一方面，核小体聚集情况松散的为非凝缩染色质。非凝缩染色质作为遗传基因发挥功能（遗传基因开启），能合成蛋白质。

图1-1　人体、细胞、染色体组、染色体、遗传基因 （续）

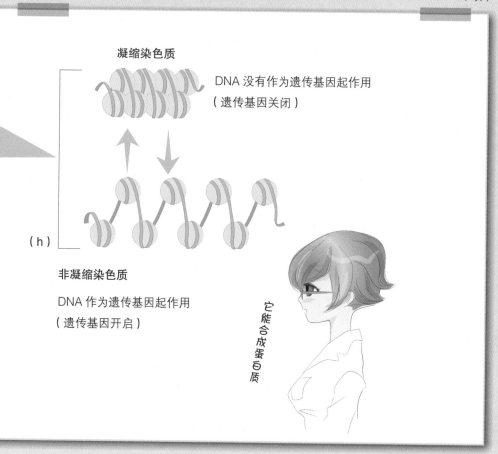

凝缩染色质

DNA 没有作为遗传基因起作用
（遗传基因关闭）

（h）

非凝缩染色质

DNA 作为遗传基因起作用
（遗传基因开启）

它能合成蛋白质

2 DNA长线：遗传基因和DNA的关系

在一个人体细胞的46个染色体中，每1个染色体平均有1亿个碱基对（参照85页）。将这个染色体拉直大概有3.3厘米长。

因此也可以把DNA看成一个直径为2纳米（1纳米=100万分之一毫米）、长3.3厘米的丝线。也许大家对于纳米这个数量单位还没有多大的实感，如果假设DNA的直径是20厘米的话，则它的长度可以达到3300千米。

这样大家也许已经能感受到DNA是个类似于很长的丝线一样的东西。将一个细胞中的所有DNA串起来，居然有2米长。

经常有人认为DNA就是遗传基因，从而产生误解。因此，本书将DNA和遗传基因分开来定义。

DNA是脱氧核糖核酸这种物质的略称。在一个DNA里存在合成蛋白质的密码，但并非整个DNA就只是合成一个蛋白质。一个DNA里只有一部分在制造蛋白质中起了作用，这一部分叫作遗传基因。

现在大家大概清楚遗传基因只是DNA的一部分而不是全部了吧！接下来再去稍微仔细地解释一下遗传基因和DNA的关系（见图1-2）。

DNA由以下3部分组成。

第一个叫作结构基因，由它来指挥合成各种蛋白质。

第二个是调控基因，由它来决定什么时候合成，合成多少蛋白质。调控基因比结构基因短得多。通常，第一种和第二种DNA就称为遗传基因。

那么，第三种物质起的是什么作用呢？目前还未知。

你也许会觉得，有一些不了解的部分也是在所难免的。

图 1-2　DNA 和遗传基因的关系

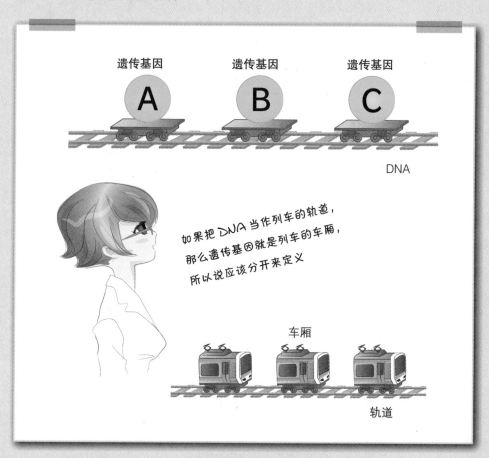

但是，实际上在人类DNA中占最大比例的既不是第一种也不是第二种，而是第三种。这部分占了整个DNA的97%。也就是说，到2016年的现在，对于DNA的大部分，我们还是不了解的。

很多科学家想通过研究来了解占整个DNA 3%的遗传基因部分。那么对于遗传基因的功能，他们到底了解多少呢？实际上他们了解的只是关于蛋白质合成DNA中的很小一部分而已。这里所说的一小部分，往高了估计也就占10%。因此，3%×10%= 0.3%，也就是说，我们只知道整个DNA的0.3%。

3 什么是染色体组

在细胞中，完整发挥作用的一组染色体叫作染色体组。图1-3a是人类（男性）的染色体组中的染色体。总共有23对染色体，按大小的顺序分成1号、2号、3号、…、23号。

1号到22号是常染色体，23号叫作性染色体。图1-3b中还列出了男性和女性的性染色体。

各个染色体都是2个组成一对。一组染色体中，一个来自父亲，另一个来自母亲。成对的2个染色体几乎相同，叫作同源染色体。也就是说，人体的23对染色体分为2组。

构成生物最小的单位是细胞，虽统称为细胞但实际上分为体细胞和生殖细胞两类。

体细胞是指皮肤、肌肉、指甲、头发、心脏、胰脏等通常的细胞，是人们生存所必需的细胞。体细胞中含有2对染色体，因此又称为2倍体。

　　生殖细胞是指精子和卵子。它们的作用是孕育子孙后代，而不能合成蛋白质。生殖细胞只有1对染色体，因此叫作1倍体。

图1-3a　人类的染色体组、22对（44个）常染色体和1对（2个）性染色体

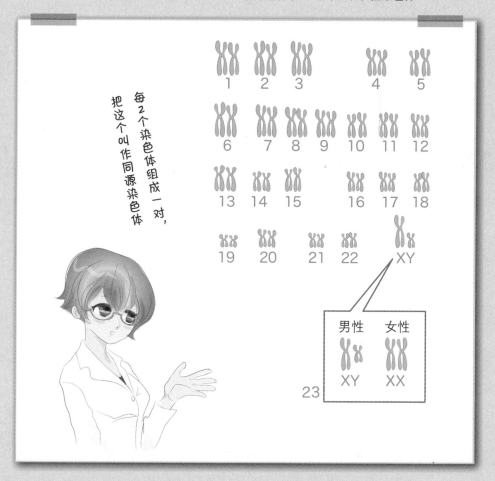

我们为了生存必须制造蛋白质，为此就要用到体细胞染色体组中的染色体。各个染色体都是2个组成一对，其中一个用于制造蛋白质，另一个没有这个功能。也就是说，实际用于制造蛋白质的染色体是23个，剩下的一半（23个）处于休眠状态。

从图1-3b来看2倍体的体细胞。男性体细胞中的常染色体有44个，作为性染色体的X和Y分别有一个。而女性的体细胞有44个常染色体，作为性染色体的X有2个。

接下来看1倍体的生殖细胞。男性的生殖细胞（精子）中有相当于体细胞一半的22个常染色体，还有性染色体X或Y，也就是说，有带X的精子和带Y的精子两种情况。相对于此，女性的生殖细胞（卵子）有22个常染色体和1个X。也就是说，卵子的种类只有1种。

图 1-3b　体细胞和生殖细胞中染色体的数量和种类

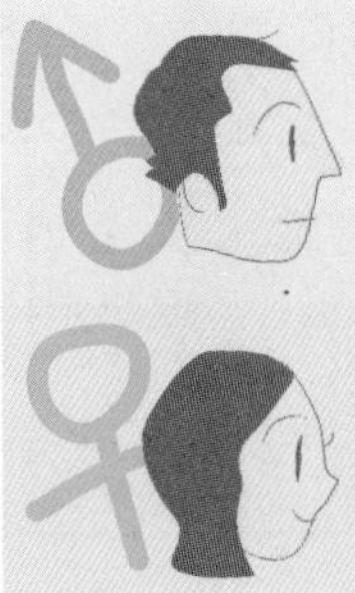

	体细胞		生殖细胞	
	常染色体	性染色体	常染色体	性染色体
♂	44个	X、Y	22个	X 或 Y
♀	44个	X、X	22个	X

4　构成细菌的原核细胞

地球上住着大大小小各种各样的生物。小的生物如大肠菌或酵母菌（酵母）等，大的生物如长颈鹿、大象、鲸鱼等。从简单的低等生物到复杂的高级哺乳动物，所有的生物都是以细胞为单位构成的。

最简单的生物就是仅仅由一个细胞构成的生物，叫作单细胞生物。而由许多细胞构成的生物就叫作多细胞生物。细胞是构成生物最小的单位。

生物的大小，由于种类的不同会有很大的不同，但是细胞的大小却没有这么大的差异。例如，单细胞生物的细菌直径是1～2微米左右（1微米是1000分之一毫米）。一般多细胞生物的细胞直径是10微米，只是单细胞生物的细胞直径的5 ～ 10倍大。细胞的大小和生物的大小没有什么关系。

将生物通过细胞结构来分，分成原核生物和真核生物两种（见图1-4a）。原核生物由一个原核细胞构成，没有核。而真核生物是由许多带有核的真核细胞构成的。

图 1-4a　通过细胞结构进行生物分类

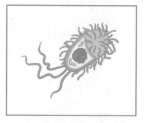

原核生物

由一个原核细胞构成

例：细菌、蓝藻类、衣原体

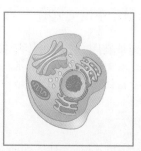

真核生物

由许多真核细胞构成

除原核生物之外的所有生物

例：植物、动物

原核生物有细菌、蓝藻类、支原体、衣原体、立克次体等。蓝藻类是指带有蓝色的细菌。

原核细胞（细菌）如图1-4b所示。原核细胞被细胞膜包裹，膜的外侧有坚固的细胞壁将它和外界隔开。有这个坚固的细胞壁是细菌的独有特点。

那么，重要的遗传信息在哪里呢？实际上在原核生物中，环状DNA是裸露地堆在一起的。这个DNA的集合叫作核样体。然后在细胞中还可以看到小圆球连在一起，这个是核糖体。核糖体是蛋白质的制造工厂。

细胞表面有细小的纤维凸起，叫作纤毛。纤毛的作用是让细菌和其他的细胞附着在一起。细胞的表面还有长毛似的东西，是鞭毛，细菌可以利用鞭毛四处游动。

图 1-4b　原核细胞（细菌）的模型图

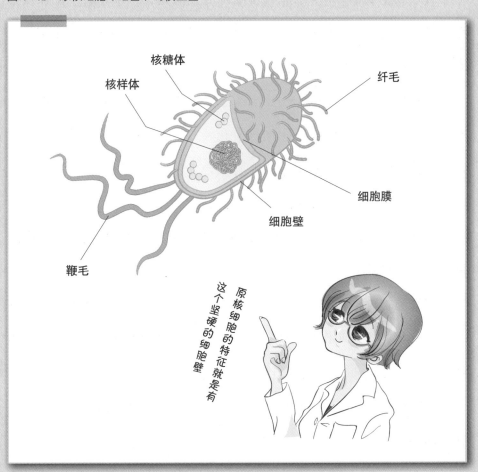

5 组成人体的真核细胞

　　除了细菌、蓝藻类原核生物之外，所有的生物都是真核生物。动物和植物都是真核生物。真核生物是多细胞生物，但是也有例外，酵母是单细胞真核生物。真核细胞这个名字是由于它带有比原核细胞更先进的"真核"而来的。

　　真核细胞如图1-5所示。真核细胞的大小是10微米左右，比原核细胞大10倍左右。所有的真核细胞都有核、线粒体、核糖体、高尔基体。真核细胞比原核细胞先进得多。

　　核被核膜所包，上面到处都分布着直径为50～80微毫（50微毫是1毫米的2万分之一）的孔，叫作核膜孔。通过这些孔，蛋白质、DNA、RNA在核内外来往。在核里，遗传信息DNA作为染色体存在。

　　线粒体是生物体的能量制造工厂。话虽如此，它和我们平常生活中的工厂又有所不同，生物体内既不通电也不通气，但是生物体将三磷酸腺苷作为能量源来使用。

　　在细胞中央稍稍左上方位置上的小圆粒就是蛋白质制造工厂——核糖体。网状的器官叫作小胞体。它的主要功能是运输蛋白质，因此小胞体很多时候都和细胞膜、核膜连在一起。

　　把粘有核糖体的小胞体叫作粗面小胞体。没粘有核糖体的小胞体叫作滑面小胞体。

细胞膜的旁边，中央稍往上处有一个口袋形状的器官，这就是高尔基体，它的作用就是将在核糖体内制造出来的蛋白质糖基化。

附上糖之后，蛋白质的性质发生了很大的变化，其中的一个变化就是蛋白质能轻易溶于水。这样，生物体就能巧妙地运送蛋白质。

图 1–5 真核细胞的模型图

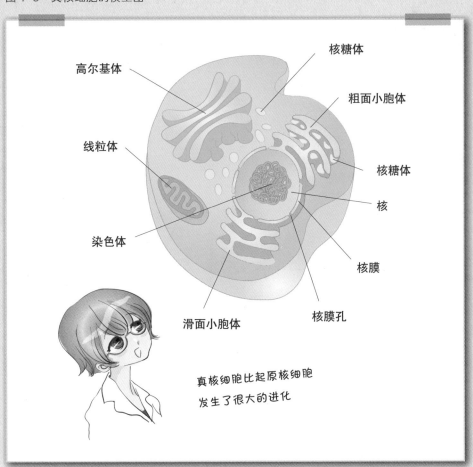

真核细胞比起原核细胞
发生了很大的进化

6 │ 产生新细胞的有丝分裂

皮肤、肌肉、指甲等体细胞不断死去，新的细胞又不断地被制造出来。那我们来看看它们的制造方法吧！

首先，把旧的细胞称为母细胞，把新产生的细胞称为子细胞。母细胞分裂成2个携带与自身相同染色体组的子细胞，这种分裂就叫有丝分裂。

有丝分裂有G1、S、G2、M这4个阶段，24小时为一个循环。图1-6a所示为一个循环。

图 1-6a　细胞分裂的 4 个阶段

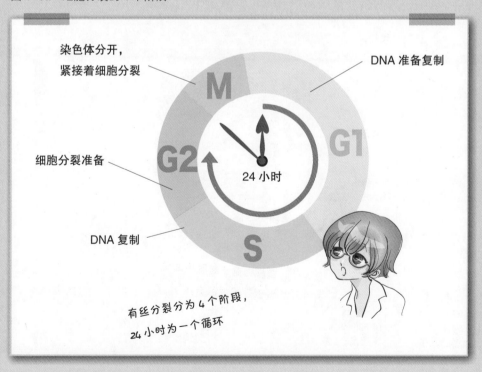

G1阶段是复制DNA的准备期。S阶段时DNA开始复制，46个染色体复制成为92个染色体。S阶段的S是 Synthesis（合成）的第一个字母。G2阶段细胞准备分裂，合成蛋白质、类脂质、糖等细胞成分。最后的M阶段，染色体分离为2个，细胞也立即分裂成2个细胞。

　　图1-6b所示为体细胞有丝分裂的过程，分成6个步骤。

图1-6b　体细胞有丝分裂的过程

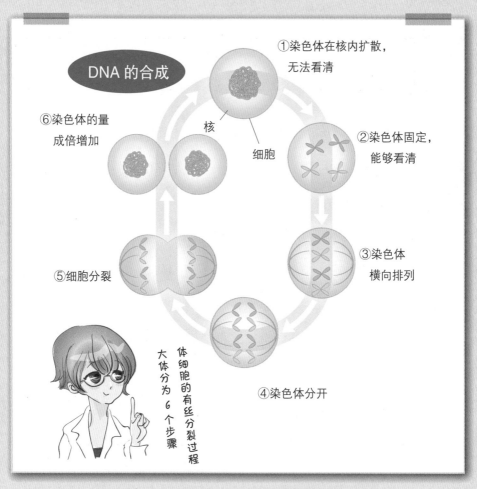

① 46个（2倍体）的染色体复制成92个（4倍体）。这个时候，染色体在核中心扩散，无法看清。

② 不久，染色体开始固定，能够看清。

③ 染色体横向排列。

④ 横向排列的染色体被牵往细胞的两端开始分离。

⑤ 染色体分离之后，细胞开始分为2个。

⑥ 从母细胞中产生2个子细胞。

7 产生精子和卵子的减数分裂

与有丝分裂相对的另一种细胞分裂叫作减数分裂，是精子、卵子这种生殖细胞的分裂。之所以叫减数分裂是因为随着分裂的进行，细胞的数量增加，但染色体的数量减少。

减数分裂的过程如图1-7a所示。

① 46个（2倍体）的染色体复制成92个（4倍体），这和有丝分裂是一样的。

② 同源染色体（遗传基因）在这里交换，这只有在减数分裂中才会发生。

在减数分裂中，同源染色体互相接近、重叠时，互相之间部分染色体发生交换（见图1-7b）。就好像电车上的乘客在车站换乘。通过交换

图 1-7a　减数分裂的过程

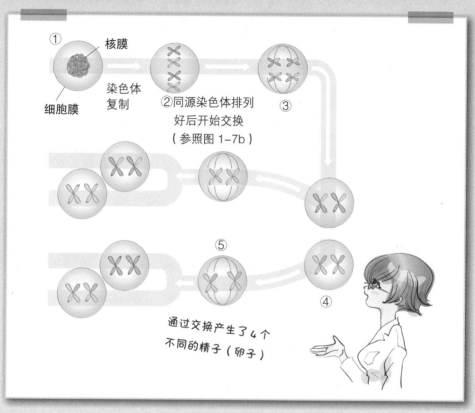

图 1-7b　减数分裂期的染色体交换

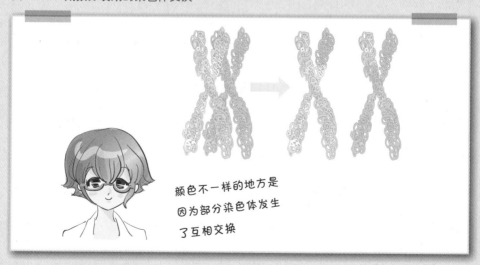

产生母细胞原先所没有的新的遗传基因。就这样，为了能增加生存机会，生物体就制造了更多的遗传基因、增加了多样性。

③ 染色体被拉到了两端，开始分离。

④ 染色体一分裂，细胞就分裂成2个有46个染色体的细胞。

⑤ 2个细胞分别发生第2次分裂，形成4个有23个染色体的细胞。

那么，体细胞是2倍体，为什么生殖细胞的染色体却是1倍体呢？

生殖细胞受精时，父亲的23个染色体和母亲的23个染色体结合成46个（2倍体）染色体。

如果生殖细胞有和体细胞相同数量的染色体（46个），那么受精时染色体的数量就会达到96个，随着世代不断发展，DNA的数量不断增加，就会难以处理，所以说行不通。只有生殖细胞的染色体是体细胞的一半，才能解决这个问题。

8 为什么相同的父母生下来的孩子性格和体质却不同

生男孩还是女孩是由受精时精子和卵子的结合情况来决定的。精子或卵子通过减数分裂拥有了23个染色体。这其中22个是常染色体，1个是性染色体，决定性别的就是性染色体。

我们来看看性别是如何被决定的（见图1-8a）。母亲拥有卵子，父亲拥有精子。卵子的第23号染色体一定是X，但精子的第23号染色体既可能是X也可能是Y，也就是说，精子有雌性的也有雄性的。

带Y的是雄性，带X的是雌性。精子中带X和带Y的染色体的比例是50∶50。一方面，雄性精子（Y）和卵子（只有X）结合，形成XY受精卵，产生男孩。另一方面，雌性精子（X）和卵子（只有X）结合，形成XX受精卵，产生女孩。所以说，这个世界上男孩、女孩的数量大致相同。

但是，为什么相同的父母生下来的兄弟姐妹的脸、性格、才能却区别非常大呢？答案要通过考虑减数分裂时产生的遗传基因组合才能得到。

图 1-8a 性别的决定

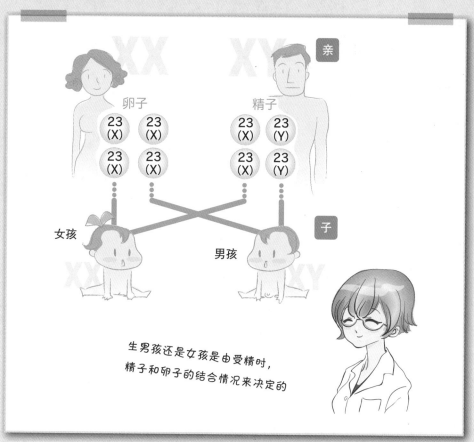

如图1-8b所示，减数分裂是46个染色体变成23个的一个过程。从1号到23号分别都有2个染色体，减数分裂后，比如说，1号的2个染色体（用●和●来表示）中，精子或卵子都只能携带一个，因此1号染色体就有2种组合的可能。

　　同样，2号染色体（用■和■来表示）中，精子或卵子也只能携带一个，因此2号染色体也就有2种组合的可能。就这样，按顺序，到23号染色体为止，每个染色体都分别有2种组合的可能。

　　那么，从1号到23号染色体的可能组合是多少呢？精子或卵子组合起来有$2 \times 2 \times 2 \times 2 \times \cdots \times 2 = 2^{23} \approx 800$万种组合方式。

　　实际上减数分裂时，染色体的交换也在进行，因此这种组合可能远远超过了800万种。

　　那么精子和卵子相遇成为受精卵又有多少种组合呢？

　　和精子一样，卵子也有800万种遗传基因的组合方式，粗略估计最少也有800万×800万这样一个庞大的数字。这样，即使是相同父母生的一卵双胞胎，有各种不同类型也是可以想象的。

图 1-8b　相同父母生下不同孩子的原因

染色体号码	1	2	3	4	……	23

减数分裂	或	或	或	或	……	或

组合	2种组合方式	2种组合方式	2种组合方式	2种组合方式	……	2种组合方式

生殖细胞的遗传基因组合

$2^{23} ≈ 800$ 万种

相同的父母生出不同的孩子是因为遗传基因的组合有 800 万种可能性

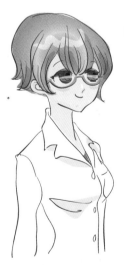

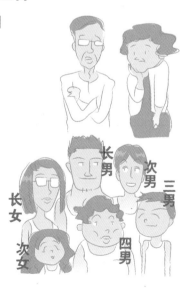

长男　次男　三男　长女　四男　次女

第2章

遗传基因的主体是DNA

遗传基因的主体是DNA，那么我们对于
DNA到底了解多少呢？还有，遗传本身是
怎么回事？在本章我们就来学学生物的自
我复制及和遗传紧密相关的问题。

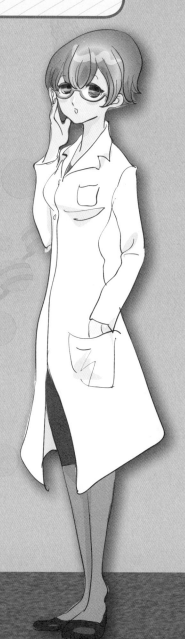

Ⅰ 生物与非生物的差别

人类知道遗传基因是DNA（实际上只是DNA的一部分）是在1950年，不算是很久远以前的事。那么，人类是怎么知道遗传基因的主体是DNA的呢？

对于"什么是生物？"这个问题，假设有人的回答是："生物是复杂的能活动的东西。"

那么首先我们来说说"生物的复杂性"，复杂是生物的特点之一。无论多么小的生物，它的身体都是非常复杂的。比如，连代表最简单生物的大肠菌都是由核酸、蛋白质、类脂质这些复杂结构的物质组成的。当然，哺乳类动物的复杂性更是大肠菌所不能比的。

但是，也并非所有复杂的东西就是生物。比如，人们制造出来的非常复杂的机器、计算机等就不是生物。死了的动物也有着复杂的构造，但它们却不是生物。从上面的例子中可以知道，仅仅是复杂这一性质并不能完全作为这是生物的条件。

接下来看一下"生物的活动"这一个特点。牛、马、鲸鱼、人等都是能活动的生物，被叫作"动物"。然而相对应的不能动的生物也有很多。

比如，杉树、椰子树等都不能动，但是它们也都活着。活动是动物的特点之一，植物没有活动的必要。

构成生物最小的单位是细胞，细胞是被非常系统化的分子集合体。生物的生存就是系统化的分子集合不断更新的过程。

在这里，我们再来看看"非常系统化的分子集合体"这一说法。某种生物周围的所有事物，对于它来说就是它的环境。环境是很没有秩序地存在着的。因此，把生物放在环境中，任何生物都会和环境一样形成无秩序状态。

听说过无秩序状态法则吧！这个法则预言随着宇宙中存在的无秩序不断增加，所有生物都将死去。

但是无秩序的程度并不一定是增加的。只要给细胞提供能量，无秩序程度就不会增加。

就是说，我们通过吃东西从外界吸取能量来防止无秩序增大。

生命了不起的地方在于，尽管它处于一个无秩序的环境中，但还是将生物体中的非常系统化的构造很扎实地传承给子孙。这个才真正是生命的特点吧！

随着无秩序的增大，砂糖分子扩散的状况如图2-1所示。

图 2-1　根据无秩序增大原则稀释糖水

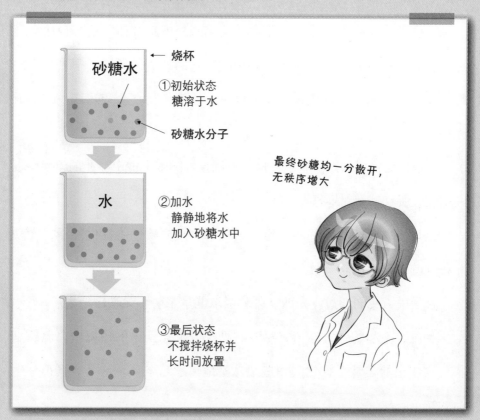

2　生物的自我复制

　　生命的特征并不仅在于细胞或身体器官的复杂，更包括了与旧细胞成份相同的新细胞的产生。这个就是生物的最大特点，叫作自我复制。总的来说，生物最大的特点就是自我复制。无论是单细胞生物还是动物还有人类，都是一样的。

自我复制有以下两种。

（ⅰ）比如，在A这个人类个体中，由旧细胞中产生新细胞这种形式的自我复制。这是细胞的自我复制（见图2-2a）。

（ⅱ）比如，A这个人类个体即使死了，他的特性也会传承给子孙。这是生殖细胞的自我复制（见图2-2b）。

图2-2a　生物体中有体细胞和生殖细胞

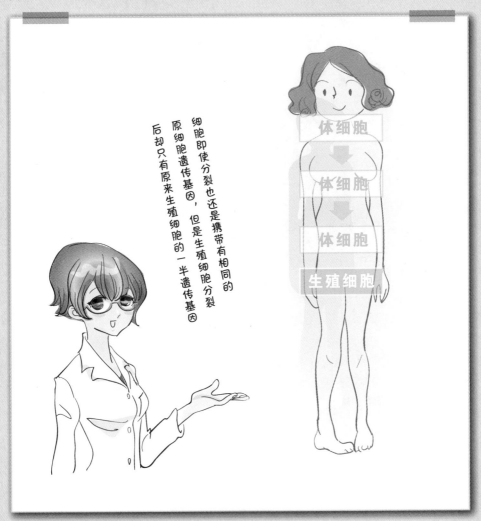

图 2-2b　生殖细胞的复制

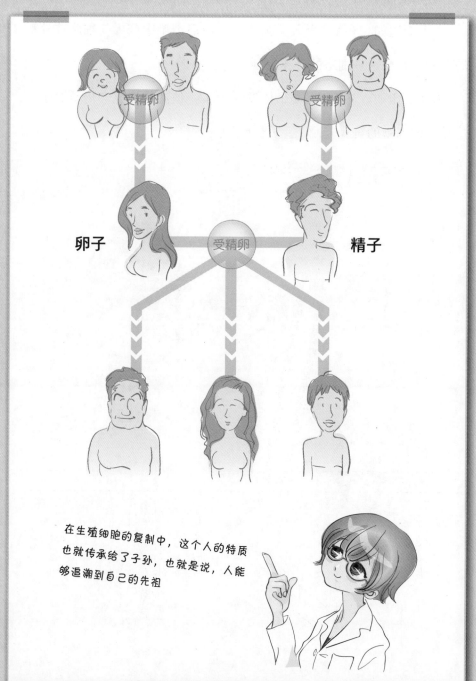

卵子

受精卵

精子

在生殖细胞的复制中，这个人的特质
也就传承给了子孙，也就是说，人能
够追溯到自己的先祖

体细胞的自我复制是通过作为普通细胞的体细胞来进行的。在A这个人类个体中，旧细胞制造出作为它的复制体的新细胞。因此，如果A这个个体死亡的话，旧细胞和新细胞的联系就断绝了。

每天都有一定数量皮肤、指甲等处的细胞死去。但是，每天也会有与此相当数量的新细胞被复制出来。比如，眼、口、鼻、耳、指甲、毛发的细胞不断有新的细胞来替换。这个复制很周密，眼能产生眼的细胞，鼻能产生鼻的细胞。

细胞为什么能这么周密地被复制呢？这个当然显而易见。眼睛不能产生鼻细胞，鼻不能产生口细胞。

接下来，我们来看看生殖细胞的复制。每个个体总有一天都会死，像恐龙那样灭绝的生物种类也很多，而没有灭绝、生存着的生物种类都是以一个个个体的形式生存下去的。

比如，A有父母，他的父母也有父母，父母又有父母。就这样能追溯到他的先祖。

某个生物个体在死之前，将它所拥有的性质传承给新的一代就叫作生殖。如果生殖不成功，那么这种生物种类将灭绝。这种生殖对于人类存续也是很重要的。

与生殖相关的只有精子和卵子，与体细胞没有关系。也就是说，为了生殖而特别存在的就是生殖细胞。哺乳动物有体细胞和生殖细胞，它们的作用是完全不一样的。

3 孩子像父母是遗传的原因吗

地球上的生命最早诞生在大约38亿年前。

最初诞生的是简单的生命。但是随着时间的流逝，简单的生命慢慢进化成为复杂的生物。

比如，人类和大猩猩、黑猩猩和猩猩有共同的祖先。人们认为在大约600万年前，人类和这些动物才开始分开。

如此这样，生物在历史长河中慢慢地、连续不断地发生变化。1859年，查尔斯·达尔文（见图2-3a）在著作《物种的起源》中发表了这个观点。

图2-3a　查尔斯·达尔文（1809—1882）

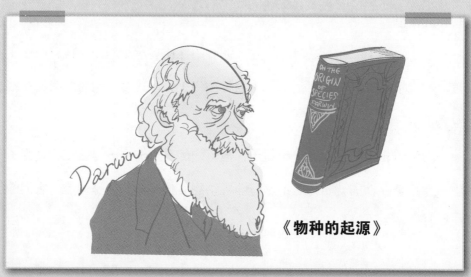

《物种的起源》

他认为，自然淘汰是进化的原因。自然淘汰是指只有很好适应环境的生物才能生存下来，随着这种生物世代存续，这种变化不断继续，最终产生新的种类。

达尔文的进化论巧妙地对从38亿年前地球上生命诞生到现在为止漫长的时间里生物的变化进行了说明。

但是，100年、200年这样相对短的时间里，生物几乎不会发生什么变化。人从生下来开始就已经是人了。而鲸鱼、牛、老鼠、狗、马也是生下来就是鲸鱼、牛、老鼠、狗、马了。还有人的肤色、血型、身高、手脚的长短、眼、鼻、口、耳等在脸上的位置也是由生物学决定的。

但是，同样是人，有像的也有不像的。人们经常说血脉，确实孩子很有可能和父母长得像。特别是体型似乎会很像。不仅是体型，要是仔细观察的话，其性格、习惯、行为等也会像。

那么疾病的遗传是怎样的呢？根据病的类型不同，孩子和父母的病的相似程度也会有很大的不同，但是很多疾病在某种家族中有它的特性。就这样，父母的特征、性格、疾病等常常会遗传给孩子。

就像上文所说，人类生物学上的特征和性格从父母遗传给子女，再传给孙子。形成的这种现象就是遗传。研究遗传结构的学问就叫作遗传学。而从父母辈传给子再传给孙这样代代相传的特征也就是信息叫作遗传信息，传达遗传信息的一个单位就叫作遗传基因。

遗传基因控制生物合成多少量的什么样的蛋白质。合成的蛋白质为生物附带上了自己的特征。

观察一下家庭成员的话，可以看出他们的很多特征类似。比如，全家人都很胖或很瘦。但是，这些类似也可能不是由于遗传，而是环境造成的。也就是说，肥胖也许并不是由于遗传基因，而只不过由于全家都养成脂肪和糖分很高的饮食习惯，加上运动不足造成的。

孩子和母亲的行为动作相似，也许不是遗传而是孩子模仿母亲。我

图 2-3b　遗传、环境和生物特征的关系

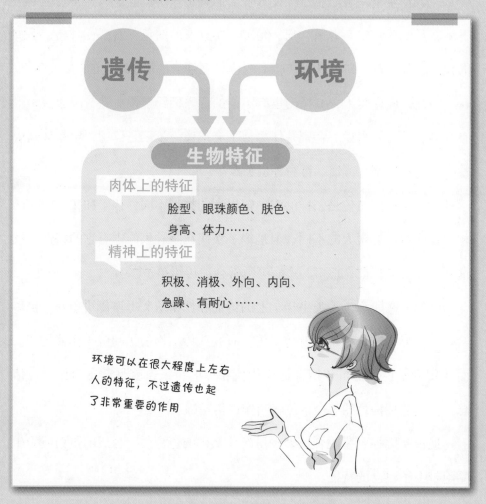

们使用的语言也是由我们所受的教育和环境决定的，而不是由遗传来决定的。

像这样，环境可以在很大程度上左右生物体的特征。虽然说环境很重要，但在人的体格、性格和精神能力等几个方面上也是有很强的遗传性的。

遗传在我们的人生中非常重要。

图2-3b表示了遗传和环境决定作为生物体的人类的特征。

4 解开遗传之谜的孟德尔

阐明遗传结构的先驱是奥地利修道士格里哥·孟德尔（见图2-4a）。在他之前，也就是1800年代的人们是如何来看遗传的呢？

当时的人们认为，从父母那里遗传来的遗传物质混杂融合产生完全不同的遗传物质，这个就是融合遗传说。

用融合遗传说来举个例子的话，黑色的颜料和白色的颜料混合就得到了灰色的颜料。

根据这个学说，一代一代下去，无论什么颜色到最后都会成为灰色。也就是说，父母身上的不同特质随着一代一代下去，就会消失。这些说明不了生物特有的变异，因此融合遗传说是错误的。

在融合遗传说有着支配地位的时期，孟德尔登场。1865年，他给出了遗传方面问题的正确答案。他花费8年的时间用心研究豌豆的形状和颜

图 2-4a 格里哥·孟德尔（1822—1884）

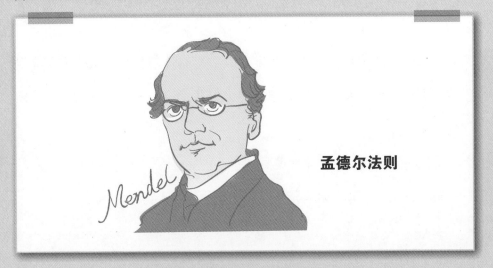

孟德尔法则

色。下面介绍一部分他的实验。

他将种出来的豌豆分为圆粒豌豆和皱粒豌豆两种。然后将这两种豌豆（种）杂交，得到子豌豆（F1），观察子豌豆（F1）发现全都是圆粒豌豆。

正如实验结果所体现的，不同性质的豌豆（圆粒豌豆和皱粒豌豆）杂交后，在下一代身上只体现出上一代一方豌豆的性质，而另一方的性质消失了，这个就是显性性状。性质在下一代上能体现出来的就是显性，体现不出来的就是隐性。在这个实验中，就是豌豆的圆粒是显性，皱粒是隐性。

接下来，将同一种类的子豌豆（F1）进行自交，产出它的下一代豌豆（F2）。观察F2中，圆粒豌豆有5474个，皱粒豌豆有1850个，圆粒豌豆和皱粒豌豆的比率是2.96：1，也就是大约3：1的比例。

为了说明这个结果，孟德尔创造出一对遗传基因这个概念，如

图2-4b所示。

首先将显性遗传基因当作A，隐性遗传基因为a，完全圆粒的豌豆就是AA，完全皱粒的豌豆是aa。受精的时候，豌豆的遗传基因分离，成为A、

图 2-4b　孟德尔的实验结果和说明

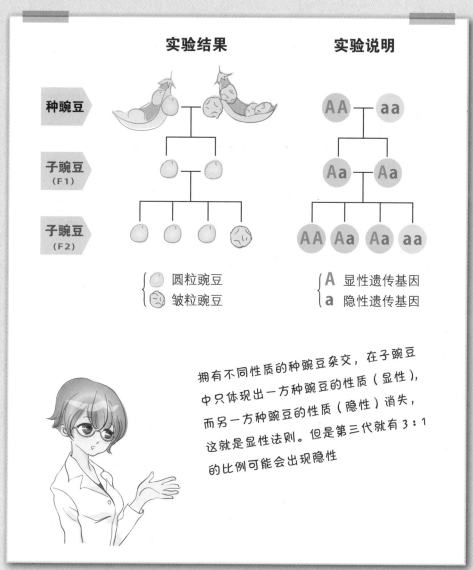

拥有不同性质的种豌豆杂交，在子豌豆中只体现出一方种豌豆的性质（显性），而另一方种豌豆的性质（隐性）消失，这就是显性法则。但是第三代就有 3：1 的比例可能会出现隐性

A和a、a。

如果从遗传基因的组合来考虑的话，拥有AA和aa遗传基因的种豌豆中产生的子豌豆（F1）就只能是Aa。因此，F1全部是圆粒豌豆。

接下来F1的子豌豆F2是AA、Aa、Aa、aa的组合，A是显性，因此，圆粒豌豆有3个，皱粒豌豆有1个。创造出一对遗传基因这个概念，使孟德尔对实验结果进行了完美的解释。

5 负责遗传的化学物质

我们知道，对于生物来说，遗传是非常重要的。那么，是什么在承担遗传这个工作呢？对于这个问题的答案有重大贡献的是英国生物学家弗雷德里克·格里菲斯。1928年，他利用老鼠和肺炎双球菌进行了重要实验。

肺炎双球菌是能引起肺炎的细菌，由细长的多糖（多个糖分子相连的物质）荚膜包裹着。这个荚膜不仅可以作为肺炎双球菌的外壁，对于显示病原性也很有必要。而另一种即使算是肺炎双球菌，但如果没有荚膜的话就称为变异株，没有病原性。

在这两种肺炎双球菌中，有病原性的称为S型，S型的S是Smooth（培养起来的菌落外观平滑）的意思。另一种没有病原性的变异株是R型（Rough，培养起来的菌落外观粗糙），无法合成能作为荚膜的多糖类物质。

他准备了S型和R型两种肺炎双球菌，注射进老鼠的体内进行观察（见图2-5）。

图2-5　证明转化的格里菲斯实验

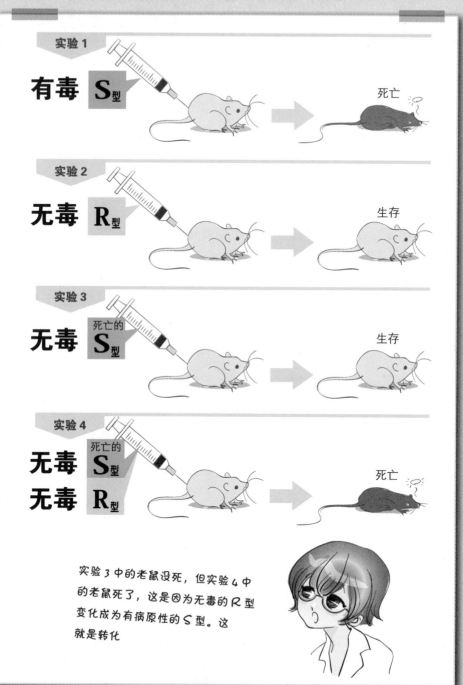

实验3中的老鼠没死，但实验4中的老鼠死了，这是因为无毒的R型变化成为有病原性的S型。这就是转化

实验1，给老鼠注射S型肺炎双球菌（有毒），老鼠得肺炎死亡。

实验2，给老鼠注射R型肺炎双球菌（无毒），老鼠没有死亡。

实验3，给老鼠注射加热后杀死的S型肺炎双球菌，老鼠没有死亡。

实验1、2、3是对照实验，从这些实验中得到这样的结果是必然的，如果没有得到这个结果，那么实验体系就有了问题，这之后的实验就无法成立。

实验4，将R型肺炎双球菌（无毒）和死亡的S型肺炎双球菌（无毒）同时注射到老鼠身上，于是老鼠得了肺炎死亡。

这究竟是怎么回事呢？格里菲斯将死亡老鼠的血液拿来分析，发现让人震惊的是，在老鼠的血液里含有活的S型肺炎双球菌。通过这个实验可以得知：没有病原性的R型肺炎双球菌变化成为有病原性（S型），这个变化就是转化。

为了确认，他又做了一个实验，在加热杀死的S型肺炎双球菌中提取出液体，在其中加入R型，于是就成为有病原性的S型肺炎双球菌。

通过这一系列的实验，证明了肺炎双球菌的转化。因此，这里面应该有承担起转化作用的化学物质。把这些就叫作转化因子，现在也称为遗传基因。

6 遗传基因是DNA还是蛋白质

很久以前，人们通过经验了解到父母的样貌、性格等会遗传给孩子。

1928年，格里菲斯证明了遗传是由化学物质（遗传基因）决定的。但是，遗传基因并没有得到彻底的研究。当然，遗传基因引起了很多科学家的兴趣，好几种物质作为候补被提出、讨论。结果，最有力的候补被锁定在了DNA和蛋白质这两种物质上。

DNA很早就被发现了，是在1869年，比1928年格里菲斯确认存在遗传基因还要早60年。那一年，瑞士化学家弗雷德里希·米歇尔（见图2-6a）从脓细胞和鲑鱼的精子细胞中分离出酸性物质。这就是核酸DNA。因为是从细胞核中提取的酸性物质，所以叫作核酸。

图 2-6a　弗雷德里希·米歇尔（1844—1895）

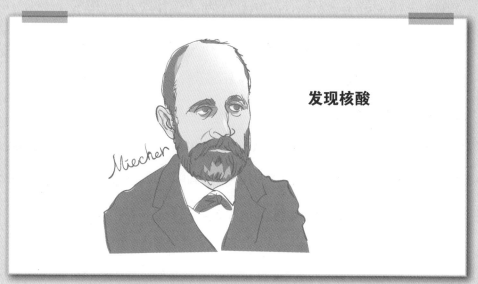

发现核酸

1900年左右开始，围绕遗传基因是DNA还是蛋白质这个问题，科学家们争论不休。那么当时的科学家对于DNA和蛋白质有多少了解呢？

DNA是通过某些成分重复组合而得到的非常大的分子。某种成分指的是糖（脱氧核糖）、碱基、磷酸这3种成分。糖和磷酸在任何组合中都是一样的，因此不同组合的不同就在于碱基。DNA所含的碱基有以下4种类型：

腺嘌呤（Adenine：A）

鸟嘌呤（Guanine：G）

胞核嘧啶（Cytosine：C）

胸腺嘧啶（Thymine：T）

很多人认为DNA很有可能就是遗传基因，但是它只有4种类型的碱基，这是一个问题。大家都知道生命体是非常复杂多样的，只有4种类型碱基的DNA不能担起遗传信息的大任，因此认为DNA不是遗传基因。

相对于此，蛋白质是比DNA复杂得多的大分子。一个单位蛋白质就是由几百个氨基酸构成的。氨基酸作为蛋白质的构成要素，有20种类型。因此只从多样性来考虑的话，蛋白质作为遗传基因更有利。

比如，有2个氨基酸相连的话，$20 \times 20 = 400$种，3个就是$20 \times 20 \times 20 = 8000$种可能组合。而且即使是小的蛋白质也有100个左右氨基酸连接着，生物的多样性也容易说明得多。因此很容易就会认为遗传基因就是蛋白质（见图2-6b）。

但是从1944年到1952年期间，这个想法的支持率急速下降。主要是因为证明遗传基因是DNA的决定性证据被发现。接下来，我们来介绍一下引出这个证据的重要实验。

图 2-6b 遗传基因是蛋白质还是 DNA?

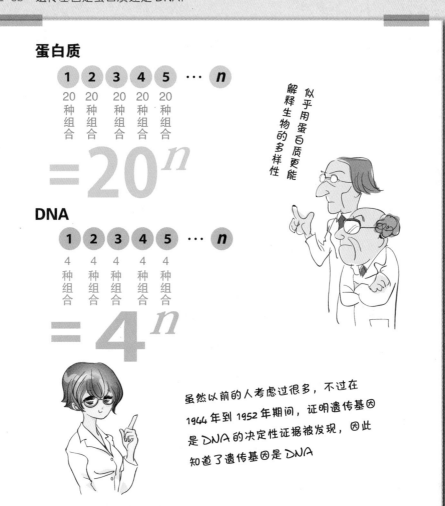

7 最早证明DNA是遗传基因的艾弗里实验

1928年，格里菲斯发表学说，指出引起细胞转化的是一种化学物质，就是转化因子。那么转化因子是怎样的物质呢？

答案在16年之后的1944年，由洛克菲勒研究所的艾弗里、麦克劳德、麦卡提三位科学家回答出。

3人发表了一篇名为《DNA是肺炎球菌转型变化的原因》的划时代论文。成为这篇论文基础的是格里菲斯实验的验证试验①、②、③，如图2-7所示。

① 将病原性肺炎双球菌（S型）加热杀死，菌细胞被破坏，遗传物质被释放。

② 在①中混入非病原性的肺炎双球菌（R型），病原性（S型）的遗传物质进入R型细胞中，并进入R型的遗传物质中。这样遗传物质与遗传物质的混合就是遗传基因重组。

③ 将发生了基因重组的肺炎双球菌注射到老鼠体内，显示出了病原性。到这里为止是格里菲斯实验的验证试验。

艾弗里等人对使R型肺炎球菌变成S型肺炎球菌的遗传物质进行了研究，得到以下结果。

（a）在遗传物质中包含氧、氮和碳含量的数值（把这个叫作元素分析），和从DNA的化学组成中计算出来的数值非常一致。

图 2-7 证明 DNA 是遗传物质的最早实验

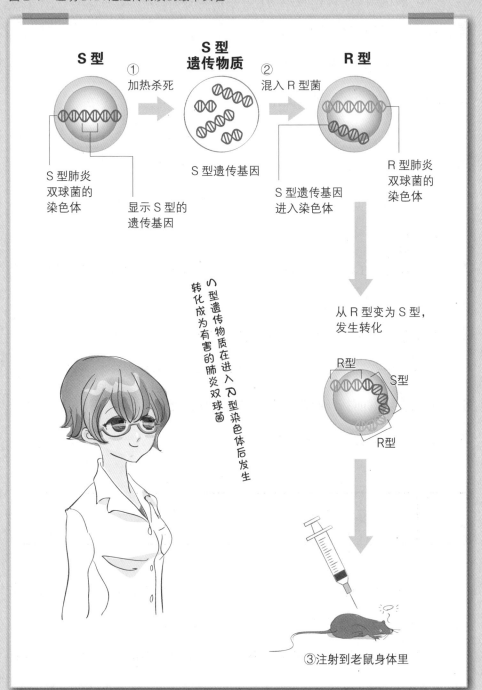

S 型

① 加热杀死

S 型遗传物质

② 混入 R 型菌

R 型

S 型肺炎双球菌的染色体

显示 S 型的遗传基因

S 型遗传基因

S 型遗传基因进入染色体

R 型肺炎双球菌的染色体

从 R 型变为 S 型，发生转化

R型

S型

R型

S 型遗传物质在进入 R 型染色体后发生转化成为有害的肺炎双球菌

③注射到老鼠身体里

（b）遗传物质吸收光，这种光的波长在260纳米一带，被称为紫外线，而DNA也吸收260纳米一带的光。

（c）从肺炎双球菌中去除蛋白质和类脂质再做同样的实验。但是肺炎双球菌的转化能力还是没有变化。

（d）即使把胰蛋白酶、糜蛋白酶这些分解蛋白质的酵素加入菌中，转化能力仍然没有变化。从这里可以看出遗传物质不是蛋白质。

（e）加入只能分解RNA的酵素做相同的实验，转化能力没有变化，从而可以知道RNA不是遗传物质。

（f）但是，在肺炎双球菌中加入能分解DNA的酵素后，转化能力就完全消失了。

从（a）到（f）的实验可以得出结论，DNA是遗传物质。

这是一个在生命科学历史上划时代的研究。为什么这么说，是因为在这个成果发表以前，人们普遍认为染色体中的蛋白质承担了遗传信息的任务，而DNA只不过起了辅助作用。

8 赫尔希和蔡斯的实验是证明DNA是遗传物质的决定性实验

1952年，纽约冷泉港实验室的艾尔弗雷德·赫尔希、玛莎·蔡斯发表了最终证明DNA是遗传物质的决定性实验结果，如图2-8所示。

① 感染细菌的病毒叫作噬菌体，噬菌体的外壳由蛋白质构成，里面

图 2-8 赫尔希和蔡斯的实验

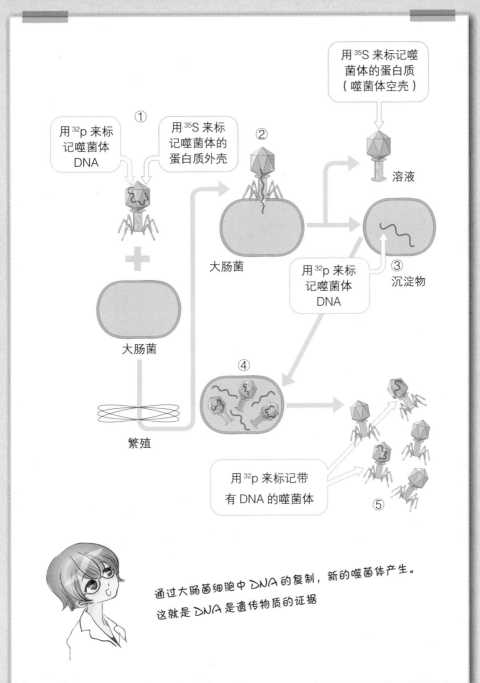

包裹着DNA，这样一个简单的构造。首先，用放射性同位素^{35}S（放射性元素）标记了噬菌体蛋白质中的蛋氨酸和半胱氨酸中所含的硫。再用放射性同位素^{32}P标记了另一部分噬菌体的DNA中的磷。

② 用被标记的噬菌体和大肠菌混合增殖（保持一定的温度），噬菌体将大肠菌感染。用远心分离机将其分成沉淀物和溶液两层。沉淀的是大肠菌，蛋白质在溶液中。然后用^{32}P和^{35}S放射性同位素追踪DNA和蛋白质在哪里。结果^{32}P（DNA）在大肠菌的沉淀物中，^{35}S（蛋白质）则在溶液中。

③ 这个是除去蛋白质后的大肠菌。在大肠菌中能看到一个从噬菌体中出来的DNA。但是噬菌体本身却不见踪影。

④ 再次加上营养液对大肠菌进行培育，噬菌体的DNA就开始复制，产生新的噬菌体。

⑤ 新产生的噬菌体冲破大肠菌的细胞膜释放出来。在噬菌体的DNA中发现了^{32}P，但没有发现^{35}S。可见，通过大肠菌细胞中DNA的复制，新的噬菌体产生。

通过格里菲斯、艾弗里等的实验，还有赫尔希和蔡斯的实验，明确了遗传由遗传物质承担，而DNA就是遗传物质这个事实。

9 DNA的基础知识

　　DNA是由糖、碱基、磷酸3种成分构成的。这3种物质作为一个单元一个个地组合构成DNA。每一个DNA中的糖和磷酸都是一样的，不同的只有碱基，也就是说，遗传信息的工作是由碱基来承担的。

　　构成DNA的碱基是腺嘌呤（Adenine：A）、鸟嘌呤（Guanine：G）、胞核嘧啶（Cytosine：C）、胸腺嘧啶（Thymine：T），下面来看看它们的结构（见图2-9a）。腺嘌呤和鸟嘌呤也叫嘌呤碱基，胞核嘧啶和胸腺嘧

图 2-9a　构成 DNA 的 4 个碱基

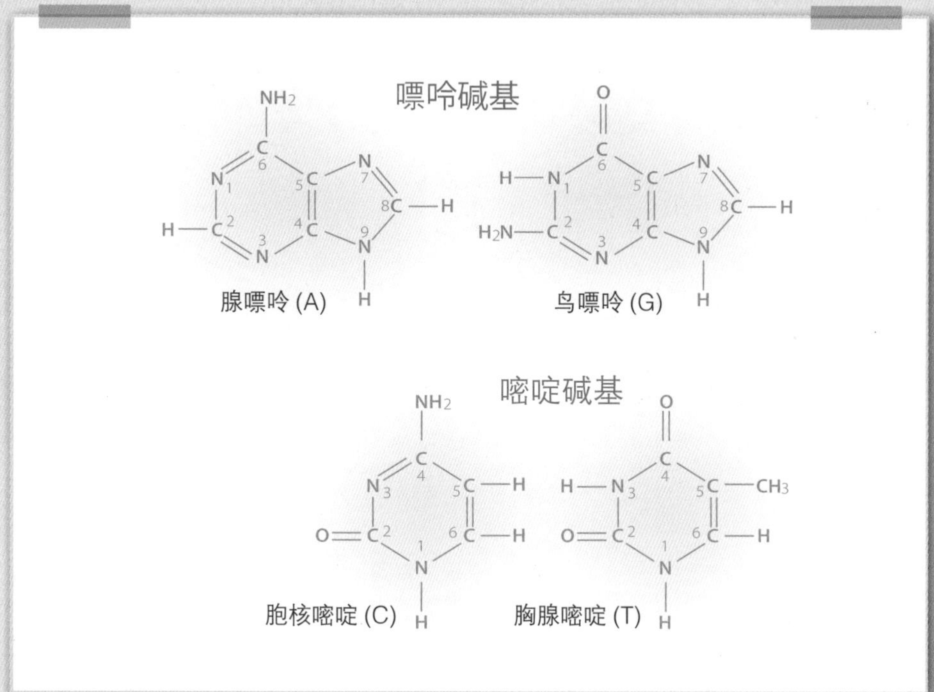

啶也叫嘧啶碱基。嘌呤碱基由一个六角形的环和一个五角形的环组成。嘧啶碱基由一个六角形组成。因此，嘌呤碱基比嘧啶碱基稍大一点。

图2-9b所示是叫核苷的组合，是碱基（这里以腺嘌呤为例）里加上了糖形成的。其正式的叫法是脱氧腺苷，名称过长，略称为dA。和dA一样表示的还有dG（脱氧鸟苷）、dC（脱氧胞苷）、dT（脱氧胸苷）。

图 2-9b　核苷

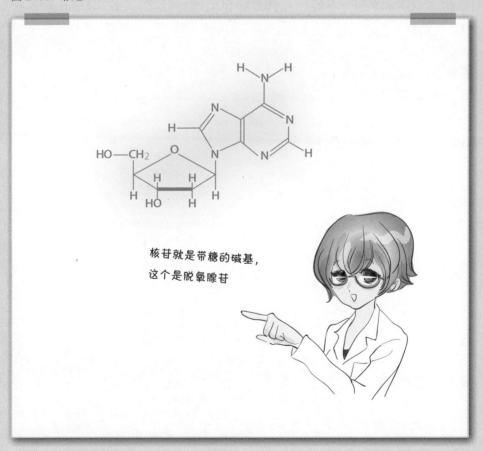

核苷就是带糖的碱基，这个是脱氧腺苷

来看看一条完整的DNA（见图2-9c）。这个是核苷（碱基+糖）和核苷（碱基+糖）以磷酸为桥梁连接起来的。

图 2-9c　一条完整的 DNA 表示

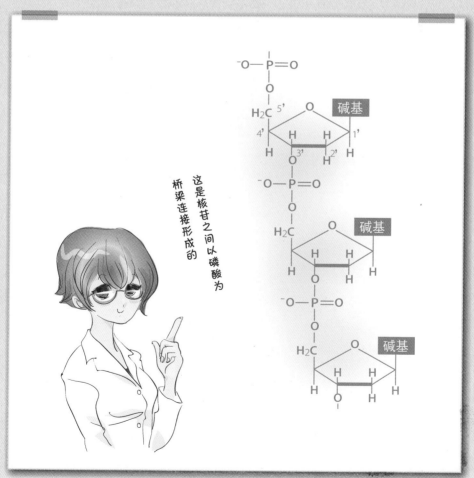

第3章

DNA的样态和功能

在DNA作为遗传物质被确定以后，很多科学家通过实验了解到了它的样态和功能。下面就介绍那些通过实验弄清楚的DNA的特征。

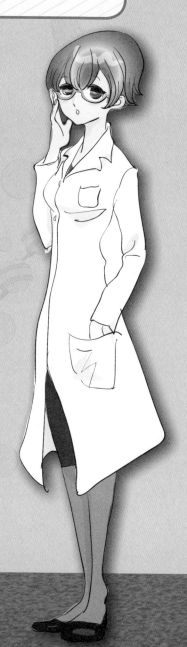

1 查戈夫的DNA化学分析

1944年到1952年期间，DNA就是遗传物质得到了确定。但是，DNA到底是怎样的呢？

当时，人们认为DNA中几种碱基的含量相同。知道这个想法的错误是在1949年到1953年期间，当时哥伦比亚大学的埃尔文·查戈夫严密测定到DNA中所含碱基的量。

那么，我们按照查戈夫的DNA分析的程序来看看这个结果吧（见图3-1a）！

（1）首先他从许多动物、植物、细菌、病毒的种子中提取到DNA。

（2）在这些DNA中加水煮使其分解，DNA分解之后得到的物质是糖、磷酸和碱基。

（3）将碱基A、G、C、T分别分离，测定碱基的量。

将各个种子的DNA的碱基组成进行汇总（见图3-1b），通过该图可以得到以下结果。

（a）根据种类的不同，碱基的组成也不同。

（b）DNA中的腺嘌呤与胸腺嘧啶的数量几乎完全一样，鸟嘌呤与胞嘧啶的数量也一样。这就叫查戈夫法则。

这个实验的结果表明了A和T是一对，C和G是一对。遗憾的是，当时他没有发现。

图 3-1a　确定 DNA 碱基量的查戈夫实验

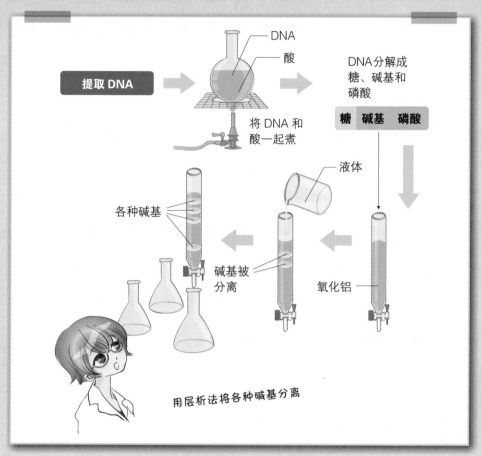

图 3-1b　各种种类 DNA 所包含碱基的量

	碱基的量（摩尔％）				碱基的比		
	A	G	C	T	A/T	G/C	Pu/Py
人	30.9	19.9	19.8	29.4	1.05	1.00	1.04
鸡	28.8	20.5	21.5	29.2	1.02	0.95	0.94
龟	29.7	22.0	21.3	27.9	1.05	1.03	1.00
酵母	31.3	18.7	17.1	32.9	0.95	1.09	1.00
大肠菌	24.7	26.0	25.7	23.6	1.04	1.01	1.03
黏质体	21.3	28.6	27.2	22.9	0.92	1.05	1.00

注：摩尔是计算分子的单位

当时被称为传奇科学家的莱纳斯·卡尔·鲍林（加州理工学院）和罗伯特·科林一起研究角蛋白的构造。角蛋白是组成毛发、指甲等表皮的纤维状蛋白质。

　　鲍林和科林用X射线和分子模型来研究角蛋白的构造。分析分子结构最有力的武器就是X射线衍射。1950年，鲍林提出右旋α—角蛋白的结构模型，并下决心解开DNA立体构造之谜。

　　1951年，从美国到英国剑桥的詹姆斯·沃森意识到解开DNA的立体构造之谜是最重要的科学课题，他和物理学家弗朗西斯·克里克联手，向DNA构造之谜发出挑战（见图3-1c）。

　　就这样，从1951年开始，有待解开的DNA立体构造之谜受到了全世界超一流科学家的关注。

图 3-1c　詹姆斯·沃森和弗朗西斯·克里克

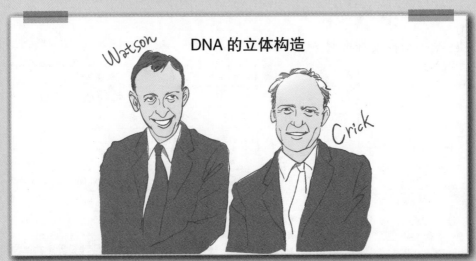

2 沃森和克里克的DNA模型

查戈夫做了DNA的化学分析，但没有再做后续研究。1952年，他在剑桥大学遇见了沃森和克里克，告诉他们腺嘌呤（A）与胸腺嘧啶（T）的数量一样，鸟嘌呤（G）与胞嘧啶（C）的数量也一样。

然后沃森又偶然见到了在其他研究室工作的女科学家罗莎琳德·富兰克林所拍摄的DNA纤维的X射线晶体衍射照片。从这张照片上明确了以下2个事实。

（1）DNA是螺旋构造，每10个单元对旋转一周。

（2）每个螺旋中有2个DNA。

沃森和克里克所得到的确切信息到目前为止只有上文提到的2个事实，还有查戈夫告诉他们的A与T数量一样、G与C数量一样这个结果，以及DNA的平面构造。这些对于组成DNA的立体构造来说，信息还是过少。但是天才就是有着敏锐的直觉。他们通过自己的直觉做出了DNA的立体构造。

1953年，他们在《自然》杂志中发表了DNA的立体构造，我们来看看这个模型的特征（见图3-2a）。

（1）DNA是由2条螺旋状的链条从相反的方向互相缠绕形成的。

（2）嘌呤碱基和嘧啶碱基是DNA的内侧，磷酸和糖是DNA的外侧。

（3）DNA可以看成直径为2纳米的非常长的丝，碱基之间相距0.34纳米，而1纳米相当于100万分之1毫米。

（4）2条链条相连是因为链条上附着的碱基构成对。碱基之所以构成对是因为氢键（参照"3.使生物分子能保持形态的弱结合物质：氢键"）。并非所有的碱基都能组成对，组成对的是特定的组合，腺嘌呤和胸腺嘧啶组合、鸟嘌呤和胞嘧啶组合成一对。

（5）连接DNA链条的碱基排列自由，由于碱基的自由选择，才能将庞大的遗传信息正确地传递。

图 3-2a　沃森和克里克提出的 DNA 二重螺旋模型

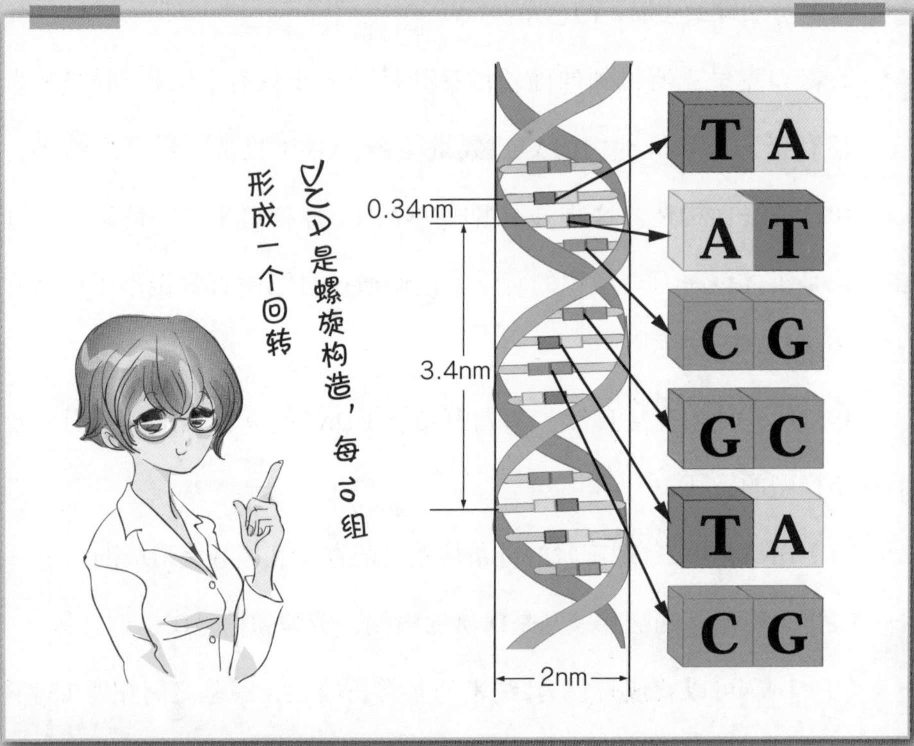

（6）DNA立体构造的重点是（4）中提到的腺嘌呤和胸腺嘧啶组合、鸟嘌呤和胞嘧啶组合成一对。

这些碱基对组合如图3-2b所示。腺嘌呤通过2个氢键和胸腺嘧啶组成一对，用A＝T表示。鸟嘌呤通过3个氢键和胞核嘧啶组成一对，用G≡C表示。

就是说，沃森和克里克的立体DNA结构正是遗传的本质。让我们好好看看DNA这个单纯而且美丽的形状吧！

图 3-2b　沃森和克里克的碱基对

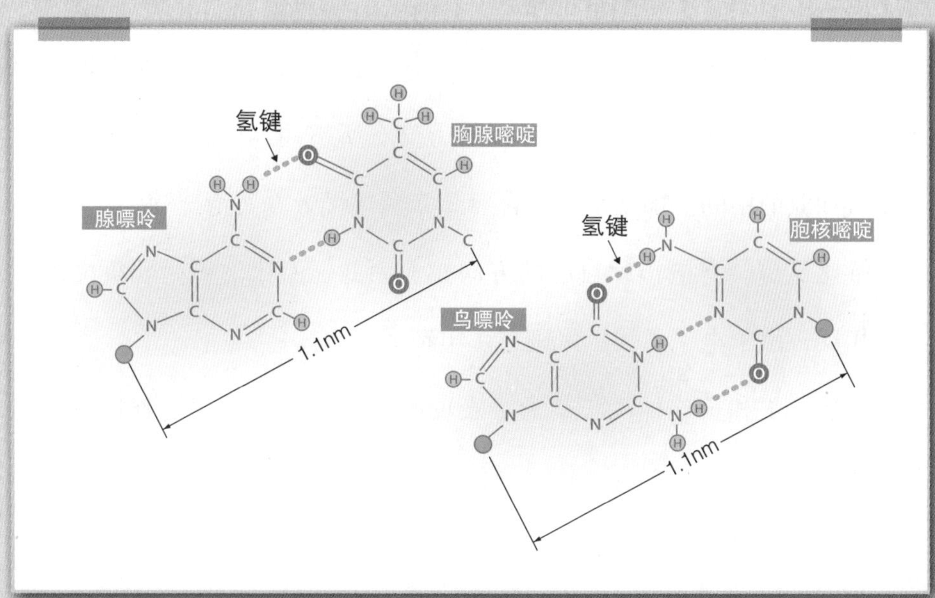

3 使生物分子能保持形态的弱结合物质：氢键

前一节对DNA的立体构造做了说明。那么，又是什么力量使DNA维持着立体构造呢？

DNA这个巨大分子中有许多原子，这些原子是由被称为共价键的非常强大的结合连接起来的。但是仅仅有共价键是无法维持分子的立体结构的。比共价键结合弱得多的结合也是必要的。这种弱的结合叫作离子键。DNA中有几个离子键，其中最重要的是氢键。

下面来说明氢键（见图3-3）。氮和氢以共价键的形式相连。所谓的共价键就是每个原子分别拿出一个电子组成一个结合。为了强调作为共价键特征的电子共有，图中将①进一步变为②，可以看出氢和氮各拿出一个电子，组成一个新的结合体。

但是②的N-H这种结合描述得并不是非常准确。为什么这么说？因为尽管氮和氢将电子朝自己这边拉的力量有所不同，但②似乎将电子放在了氢和氮的中间。那么N-H结合要怎么画才接近真实情况呢？

氮比氢更会将电子朝自己的方向拉。因此，氮比氢更呈现负电荷。与此相反，由于电子不足，氢则成正电荷。

当然，正和负这种说法是为了表现原子电子的不足和过剩状态而刻意强调的。

在电子不足的氢的旁边，带有很多电子的原子就会靠过来。在这里以羧基（O=C＜）为例，有着很多电子的羧基中的氧一碰到电子不足的氢，立即就把电子给了氢，在这种状况下就能看到氧和氢组成新结合体。

图 3-3　氢键的例子

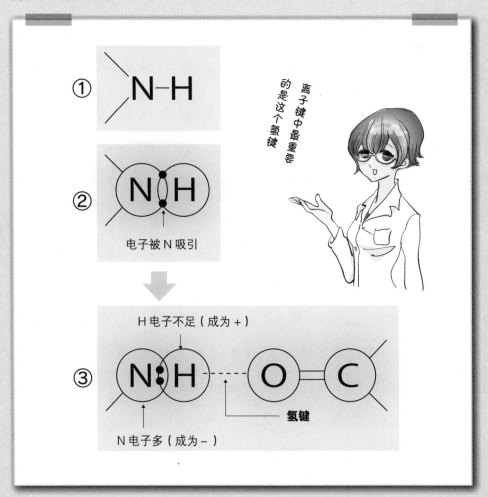

就像这样，看起来是一种相互作用，这就叫作氢键。用其他的说法就是，本来只是结合了一个原子的氧，现在似乎是结合成了两个原子的过程就是氢键。

腺嘌呤和胸腺嘧啶组合、鸟嘌呤和胞嘧啶组合构成2对碱基对。它们的碱基对的原动力就是氢键。现在知道氢键的重要性了吧！构成生物体的巨大的分子是通过氢键所代表的弱结合来维持形态的。

4　DNA立体结构的生物学意义

通过沃森和克里克提出的DNA模型，能明白以下2个问题。

第一，腺嘌呤与胸腺嘧啶的数量一样，鸟嘌呤和胞嘧啶的数量一样，用这个查戈夫法则可以说明腺嘌呤和胸腺嘧啶（A=T）、鸟嘌呤和胞核嘧啶（G≡C）组成一对碱基对。第二，关于生物复制。

如图3-4a所示，A=T和G≡C的碱基对是由于形成的氢键而保持住了稳定的形态。也就是说，由于碱基对的形成使得DNA的螺旋能形成。

比如，如果一边的DNA链条按AGCTG的顺序排列，那么另一边的DNA链条就是按TCGAC的顺序排列的，这就是DNA的相辅相成。

氢键比起共价键来要弱得多，容易连接又容易切断。现在，将构成碱基对的氢键断裂，则两条DNA链条的一部分分离形成一条链。

如果每条链的DNA都能随它的碱基排列生成相辅的新DNA，就能预测出它能产生和原来的DNA有着几乎相同的碱基排列的另一组DNA。也就是说，DNA可以复制。这种复杂复制程序是遗传基因所独具的特质。

　　根据沃森和克里克的DNA模型，可以预测出从母DNA中复制出来的两条子DNA链中的一条就是原来的母DNA。就这样，在母DNA的两条链中，只有一条是遗传给子DNA两条链中的一条。这叫作半保留复制。从沃森和克里克的DNA模型中，可以推测出DNA的复制是半保留的。

图 3-4a　DNA 复制的模型图

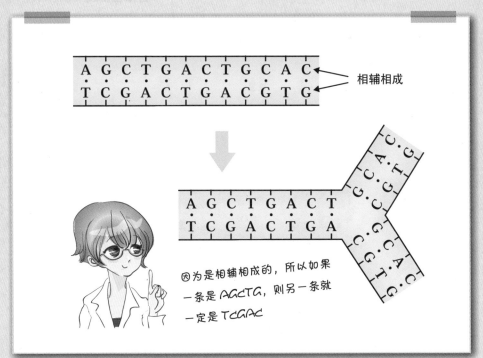

相对于半保留复制，还有全保留复制这种形式。全保留复制指的是母DNA没有分离成单链就被复制。也就是说，子DNA从母DNA的两条链上合成新的两条链。可将半保留和全保留复制的形式归纳为图3-4b。

当然，现在DNA全保留复制形式已经被否定。

图 3-4b　DNA 的全保留复制和半保留复制

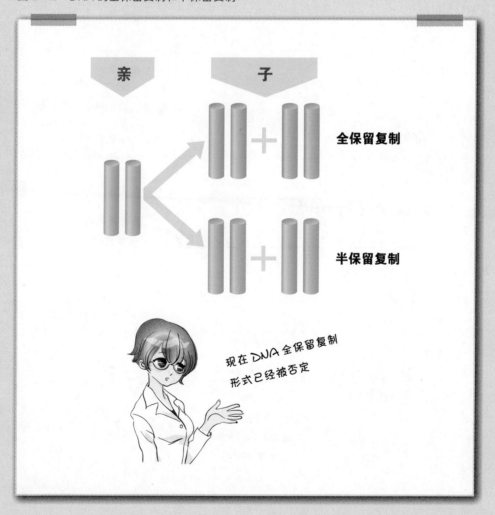

5 DNA复制的半保留

怎么判断沃森和克里克提出的DNA半保留复制是正确还是错误呢？

有一个方法就是先在母DNA链条上做上记号，然后在DNA复制后，追查做了记号的DNA都分布到了子DNA的什么地方。提出这个想法的是加州理工学院的马修·梅瑟生和富兰克林·史塔尔。接下来介绍1958年他们进行的实验。

氮的化学性质比较平稳，只是在重量上有所不同，其中轻的如^{14}N，重的如^{15}N。梅瑟生和史塔尔制作出了用重氮^{15}N标示的DNA（重DNA）。

重DNA是将大肠菌放在高浓度氯化铵（$^{15}NH_4CI$）中，经过几代培养制作而成的。

下面通过简图来说明。从完成培养的大肠菌中取出DNA，取出的DNA是相同种类的，它的比重是1.724（见图3-5、实验1）。

现在又从普通培养基（$^{14}NH_4CI$）中培养出来的大肠菌中取出相同种类的DNA，它的比重是1.710（实验2）。

接下来，将在$^{15}NH_4CI$中经过几代培养的大肠菌的DNA转移到普通的培养基中，只培养1代。DNA也是同一个种类，比重为1.717（实验3）。也就是说，子DNA的比重在重DNA和轻DNA之间。

最后，将$^{15}NH_4CI$中经几代培养的大肠菌又转移到普通的培养基中，培养2代。

取出DNA后，发现有2种，它们的比重是1.710和1.717。

图 3-5　梅瑟生和史塔尔证明 DNA 半保留复制的实验

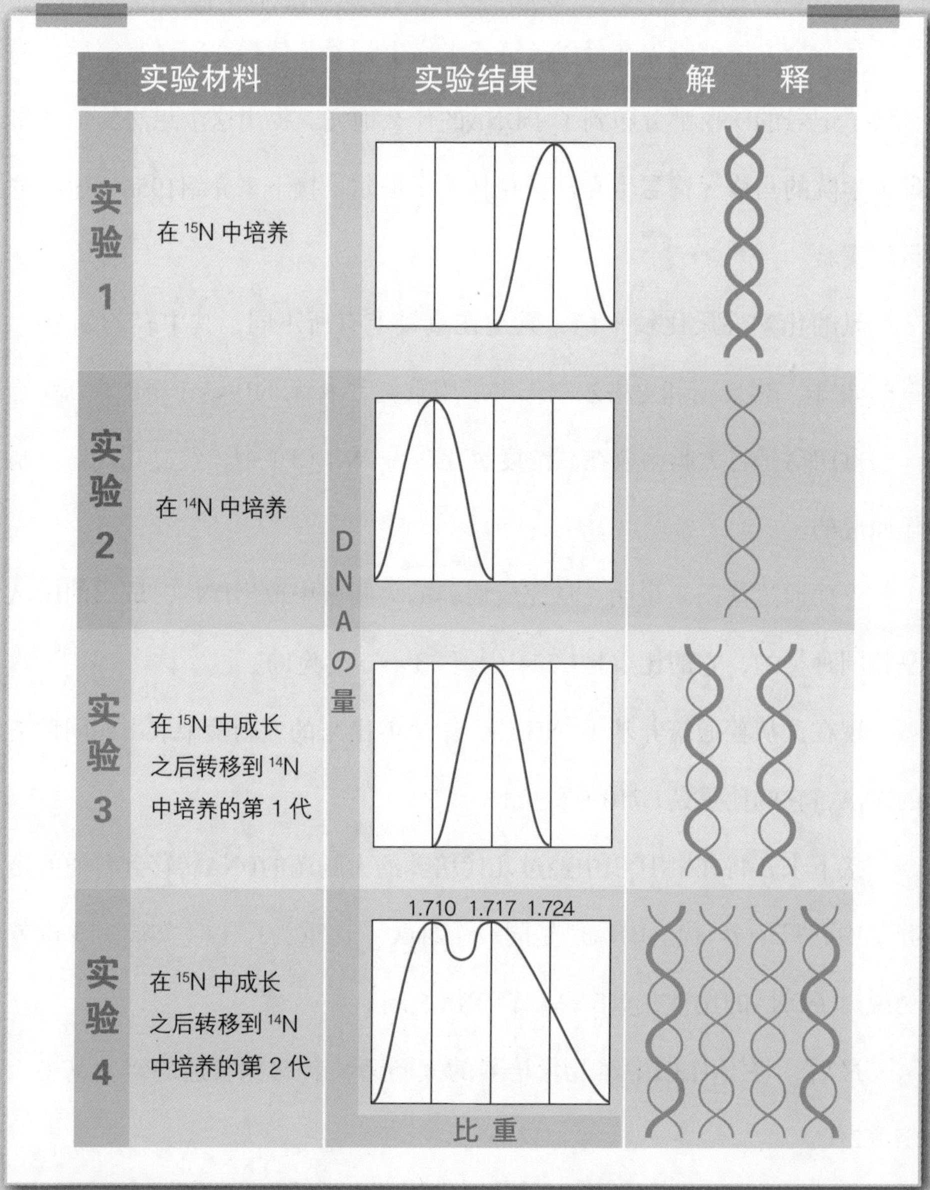

实验材料	实验结果	解　释
实验 1　在 ^{15}N 中培养		
实验 2　在 ^{14}N 中培养		
实验 3　在 ^{15}N 中成长之后转移到 ^{14}N 中培养的第 1 代		
实验 4　在 ^{15}N 中成长之后转移到 ^{14}N 中培养的第 2 代	1.710　1.717　1.724	

DNAの量

比　重

这4个实验结果可以清晰地说明，两条母DNA中的一条DNA被子DNA保存下来，这样即半保留复制。图3-5中的解释栏中的图表示出了这种情况。

DNA的半保留复制通过实验证明是在1958年，从1953年的DNA模型提出已经过了5年。

6 短DNA的变性和复原

在生物学条件（37℃，基本中性）的基础下，DNA不是一条链而是以两条链的形式存在的。作为运送重要遗传信息的DNA如果不能维持安稳的结构，生物就无法生存了。

话虽这么说，但是如果DNA过于牢固也是很麻烦的，因为母DNA要复制子DNA，首先DNA的两条链要先散开，再重新组成一条链。所以说，DNA结构只是相对稳定的。

这里对DNA的热稳定性做一个说明。我们先列出两条短链的DNA（12个碱基对）（见图3-6）。给这个DNA溶液加热，氢键被切断、碱基对被破坏。然后再加热，碱基对则完全被破坏。没有碱基对，DNA已经无法维系两条链的形态。

就这样，形成了两个单链DNA。这个过程就是变性。也就是说，DNA两条链里所有的碱基对被切断，成为两个单条的链就是变性。

现在再来说说和变性相逆的过程。有两条互补的单链DNA溶液，将这个溶液慢慢冷却，氢键再次形成（也就是形成碱基对），恢复成原来的双链DNA，这个过程就是复原，也叫作退火。复原就是变性了的DNA再次恢复成双链DNA的过程。

图3-6中有朝下的箭头和朝上的箭头，朝下的箭头是变性，朝上的箭头就是复原。在低温下，朝下的箭头小，朝上的箭头大。因此，几乎所有

图 3-6　DNA 的变性和复原

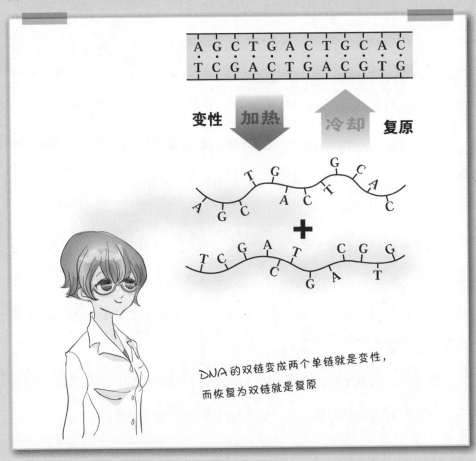

DNA的双链变成两个单链就是变性，
而恢复为双链就是复原

的DNA都以双链形式存在。

　　但是温度上升，状况也会变化。朝下的箭头慢慢变大，相对应，朝上的箭头变小。就这样两个相反方向的反应总是同时发生，这就叫作化学平衡。DNA的变性和复原就是典型的化学平衡，双链和单链DNA的比例是由温度来决定的。

7　紫外线吸收、变性和复原的研究方法

　　DNA吸收紫外线，下面介绍利用这个特征测定DNA热稳定性的方法。

　　物质能吸收紫外线。各种物质吸收各种波长紫外线的表叫作紫外线（UV）吸收光谱。DNA的紫外线（UV）吸收光谱的特征是最容易吸收260纳米左右波长的光。

　　假设某个DNA由10个碱基对构成，它的DNA紫外线吸收光谱理论上应该和测定一个个的碱基对的光谱然后全部加起来的光谱（理论光谱）一致。

　　实际上是怎样的呢？单链DNA的紫外线吸收光谱和理论光谱非常一致，但是双链DNA的紫外线吸收光谱却和理论光谱不一致。

　　双链DNA的光谱和单条链的光谱相比，少吸收20%～30%的光谱（见图3-7a）。碱基一进入DNA的双链后，紫外线的吸收就减少了。

就这样，单链和双链DNA吸收的紫外线不同。利用这个特征可以查出DNA的热稳定性。给DNA溶液加热，在一定的波长内（260纳米），能看出紫外线光谱的变化（见图3-7b）。这个曲线就叫作DNA的溶解曲线。

看图3-7b，40℃时，DNA以两条链的形式存在，但是随着温度的升高，单链的比例越来越高。当温度到达60℃时，单链DNA和双链DNA的数量变得一样，这个温度点就是DNA的熔点。

要想把稳定的DNA解开成为单链DNA，高温是有必要的。因此，熔点越高，DNA的热稳定性就越强。在这个背景下，熔点成为表现DNA稳定性的基准。

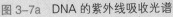

图 3-7a　DNA 的紫外线吸收光谱

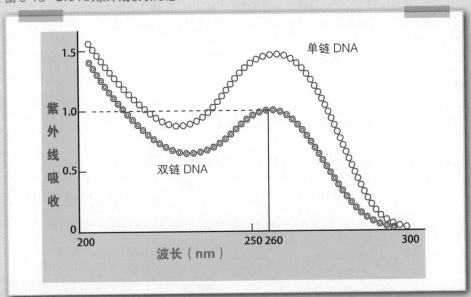

图 3–7b　DNA 的溶解曲线

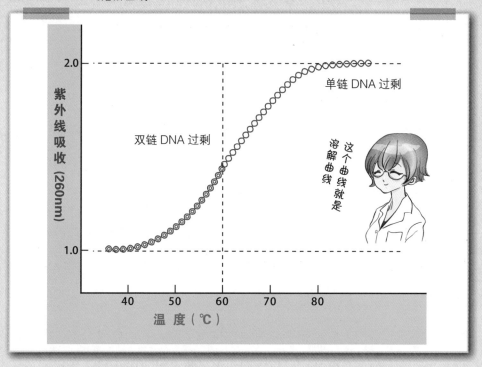

8 长DNA的变性和复原

　　前一节以短DNA为例，介绍了DNA的变性和复原。实际上，作为生物体的DNA是非常长的。本节就对长DNA做一个说明。

　　加热DNA的溶液，至氢键断裂成单链DNA为止，这个和短DNA的情况是一样的。将这个热溶液慢慢冷却后，单链DNA又组成相辅的碱基对，复原成双链DNA。

这里提出一个问题，单链的DNA溶液的温度若不是慢慢下降而是迅速下降，会怎么样？请从以下两个答案中选出正确的答案。

（ⅰ）DNA恢复成原样。

（ⅱ）DNA恢复不成原样。

正确答案是（ⅱ），出现了就像谚语"欲速则不达"所说的结果。

那么，为什么DNA恢复不成原来的模样了呢？为了回答这个问题，我们要先看看DNA的复原过程。

随着温度的下降，两个单链DNA里的碱基开始寻找能结成对的碱基。找到这样的碱基后，连成对形成双链DNA。慢慢地降下温度，DNA链中的碱基就能找到在另外一条链上的正确的搭档。也就是说，它们有充分的时间找到正确的搭档。但是如果急速地把温度下降，它们就没有这个时间，只有匆忙地和附近的碱基，如自己同一条链里的碱基组成对，这样就形成图3-8中的①。即使是在两条链之间，也有不能在正确位置组成碱基对的情况，如图3-8中的②所示。

那么，如果找错了拍档就不可以再重新找吗？不，没这回事。即使是成为①或②那样，也还可以恢复成原来的样子，方法就是把①或②再加热一次，然后慢慢冷却就可以了。

图 3–8 长 DNA 的变性和复原

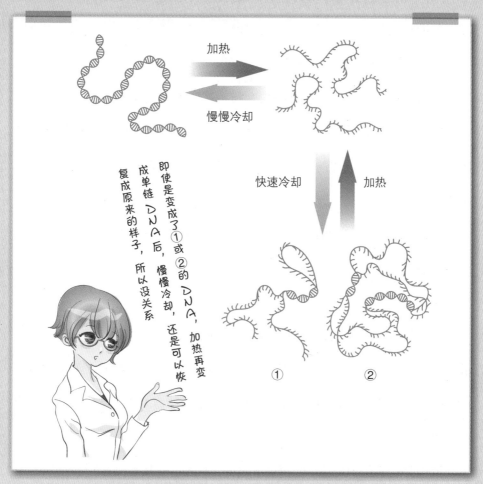

9 DNA的长度和碱基序列决定其稳定性

整理一下DNA的对热稳定性，有以下几个方面。

（ⅰ）对双链DNA加热，氢键被切断成单条DNA。

（ⅱ）当双链变为单链时，紫外线的吸收也发生了变化，这种变化用改变温度来追踪，就得到了DNA的熔点。

（ⅲ）熔点越高，DNA越稳定。

DNA的稳定性是根据DNA的长度和碱基序列而变化的。

DNA越长越稳定。比如，有10个碱基对和有20个碱基对两种种类的DNA，20个碱基对组成的DNA比10个碱基对组成的DNA相对稳定，也就是熔点高。

为什么呢？因为双链变为单链时，长DNA比短DNA有更多的碱基对，也就是说，有更多的氢键必须切断。要切断氢键，大家应该知道需要能量吧！

DNA的稳定性是根据碱基排列而变化的。比如，这里有两个相同长度的双链DNA，一个全部由A=T组成，另一个全部由G≡C组成。测定这两个DNA熔点，全部由G≡C组成的DNA的熔点比全部由A=T组成的DNA的熔点高得多。

原因是一个G≡C的碱基对有3个氢键，而A=T碱基对只有2个氢键。

看图3-9a。相同长度的含有不同比例的G≡C的碱基对的DNA稳定性相比较，G≡C含有量为70%的DNA熔点是85℃，G≡C含有量为50%的DNA熔点是70℃，G≡C含有量为30%，熔点则下降到了55℃。

就像这样，DNA的稳定性根据A=T和G≡C碱基对在DNA中占什么样的比例而有很大的变化。比较A=T和G≡C碱基对，它们的氢键数相差一个，但是大量聚集到一起就有很大的差别。

图 3-9a　DNA 的溶解曲线

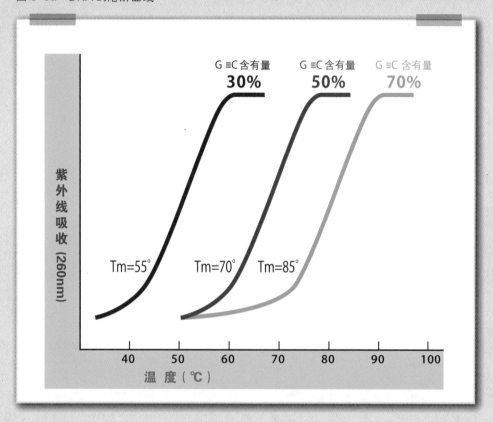

　　在长DNA中，有G≡C多的部分和与此相反的A=T多的部分。G≡C多的部分稳定，因此保持了双链结构。A=T多的部分氢键被切断成单链DNA（见图3-9b）。

　　觉得DNA总是两条链的看法是错误的。DNA中的氢键有时被切断，有时又重新形成。

图 3-9b A=T 含有量多的部分成为单链的模式图

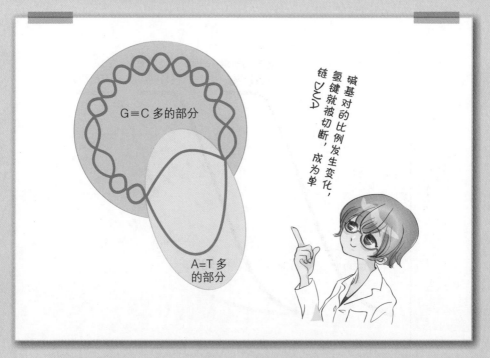

G≡C 多的部分

A=T 多
的部分

碱基对的比例发生变化，氢键就被切断，成为单链 DNA

10 错配的DNA遇热不稳定

至今我们讨论了只有A=T和G≡C碱基对组成的双链DNA的情况。实际上，A=T和G≡C以外的碱基也会组成对，就叫作错配。另外，普通的碱基对（A=T和G≡C）就叫作匹配。错配比匹配的稳定性要低。

图3-10a中的竖线表示的是DNA的链条，横线表示的是碱基对。图正中间的X和Y字母表示的是各种各样的碱基组合。比如，X=A、Y=T，组成了A=T碱基对，是匹配。但是，X=A、Y=C、G、A怎么样呢？无论是A和C

的组合还是A和G的组合、A和A的组合，都不是正确的碱基对。这些不正确的碱基对就是错配。

当比较DNA的热稳定性时，需要考虑一下熔点。也就是说，有错配的双链DNA的熔点比匹配的双链DNA的熔点低。

但是，如果只有X和Y部分是错配，除此以外的部分都组成了碱基对，则虽然有些不稳定，但还是会形成双链。

图 3-10a　错配 DNA 的变性和复原

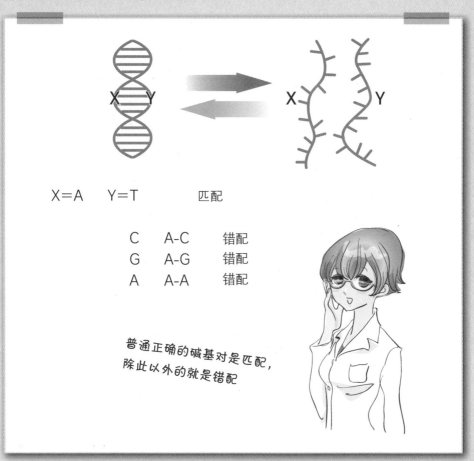

那么，错配DNA比匹配DNA的热不稳定性差多少呢？

这种不稳定情况可能由于错配的种类不同而有所不同。即使都是错配的情况，A–G、T–G组合DNA的熔点只是下降5℃，但是A–C、A–A、T–C、C–C组合的话会下降15℃。

那么，为什么A–G、T–G的组合和A–C、A–A组合比，DNA还相对稳

图 3–10b　匹配和错配的稳定性测定

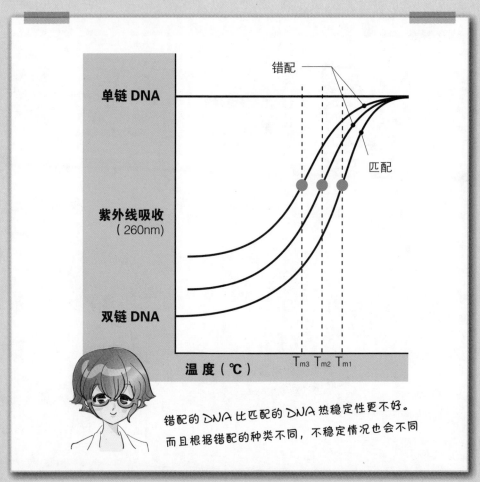

错配的DNA比匹配的DNA热稳定性更不好。
而且根据错配的种类不同，不稳定情况也会不同

定一些呢？那是因为相对于由A–G、T–G组合构成了非沃森克里克型碱基对，其他的错配组合更难组成碱基对。

重点是一个错配碱基对进入DNA的双链大概会使熔点下降10℃左右，因此即使是匹配碱基的双链要成为单链，也可以选择错配碱基成为单链时所需要的温度（见图3–10b）。

11 DNAdodecaman的结晶结构

沃森和克里克的DNA模型（参照62页）是正确的吗？怎么来证明？

答案是做出能清楚看到碱基排列的DNA结晶，用X射线照射分析其衍射图谱就可以了。

1980年，当时加州理工学院的理查德·迪卡松团队制造出了CGCGAATTCGCG这样拥有12碱基排列的DNA（因为12又称为dodeca，所以把这个DNA称为dodecaman）结晶。然后将这个结晶用X射线衍射，发表了它的详细构造。从这个dodecaman中得到的右旋DNA结构被称为B型DNA。现在，沃森和克里克的DNA模型也叫作B型DNA。

从图3–11a的右侧能看到非常深的沟，叫作大沟，左侧浅的沟叫作小沟。碱基通过氢键组成对，这样形成的碱基对在DNA圆柱的内侧，围着碱基对外侧的是糖和磷酸。各个碱基对几乎都在水平方向，碱基和碱基的距离只有0.34纳米，因此碱基对和旁边的碱基对互相重叠。

图 3–11a　右旋 B 型 DNA 的微细构造

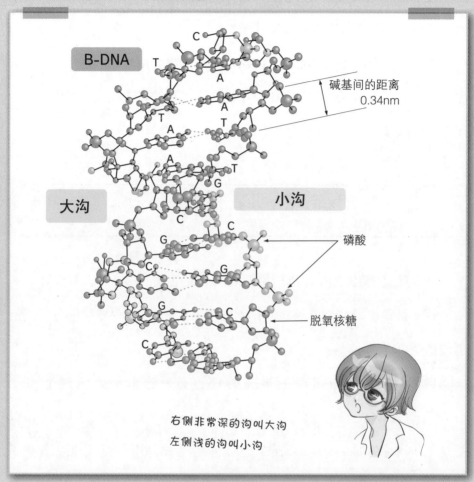

注：迪卡松博士的温馨图示

这个dodecaman的构造和沃森与克里克以DNA纤维X射线衍射为基础做出的模型几乎一致。但是，DNA的纤维是由各种各样的DNA混合在一起的，因此从DNA纤维的数据中还无法得知具体的结构。

由于dodecaman立体构造的明确，所以DNA的右旋二重螺旋被证明的同时，也能确定各个原子的正确位置（见图3–11b）。

图 3-11b dodecaman 的结晶解析

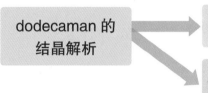

dodecaman 的
结晶解析

① 证明了 DNA 的右旋二重螺旋

② 能确定各个原子的正确位置

12 人类细胞中存在的DNA全长2米

生物体中的DNA有一个特征就是非常长。比如，大肠菌的染色体由400万碱基对组成，它的分子量是26亿这样一个巨大的数字。那么400万碱基对的DNA有多长呢?

DNA碱基对的距离大约是0.34纳米。因此，400万碱基对组成的DNA的长度就是3.4×10^{-7}纳米$\times 4 \times 10^6$=1.4毫米，1.4毫米的长度通过放大镜可以简单地看到。与这个长度相对，DNA的直径只有2纳米。

在DNA研究上很著名的加州大学圣地亚哥分校的布鲁诺·兹易姆发现，在苍蝇的最大染色体中有620万碱基对，它的长度是2.1厘米。就像这样，DNA是长线状的分子。

一说到分子的话，你就会想到水、阿司匹林那样的小分子，总觉得氢键是很结实的。但是实际上，这是一个能达到2.1厘米的巨大分子，只要在其中稍加点力，它的化学键就很容易被切断。

比如，用移液管的尖端搅拌一下长DNA溶液，620万碱基就会成为100分之1或1000分之1的DNA片段。

病毒、细菌、真核生物的DNA的碱基对的数目和长度归纳如图3-12a所示。我们看到连最小的病毒DNA都非常长。还有，猿猴空泡病毒40是让猴子得癌症的非常小的病毒。猿猴空泡病毒40有5100碱基对，把这些碱基对拉直，有1.7微米长。

比较DNA和蛋白质的大小，比如，在血液中运送氧气的血红蛋白是圆形的蛋白质，直径大约是6.5纳米，而DNA的直径是2纳米。把人的一个细胞中的DNA拉直将达到2米。这么长的DNA放在直径是10～50微米的细胞中（见图3-12b）。我们不禁惊叹，细胞中的DNA凑得有多么紧！

图 3-12a　DNA 的长度（1 倍体）

种　　类	碱基对（千碱基对）	长度（微米）
病毒		
猿猴空泡病毒 40	5.1	1.7
噬菌体 T2	160	56
牛痘病毒	190	65
细菌		
支原体	760	260
大肠菌	4 000	1 360
真核生物		
蝇	165 000	56 000
人类	2 900 000	990 000

注：1 微米等于 1000 分之 1 毫米

图 3–12b　细胞和 DNA 的长度

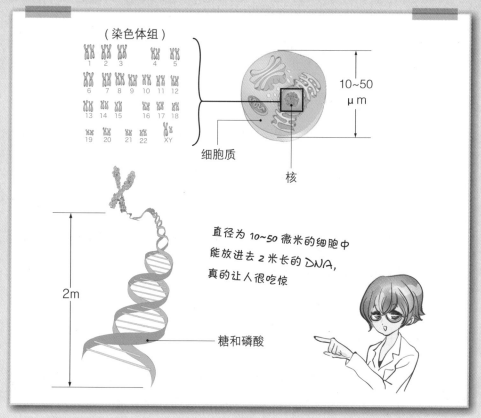

13　遗传信息的传播

生物遗传信息记录在DNA里，记录这些信息的符号是A、G、C、T这4个碱基。因此，也可以认为DNA是由4种文字写出来的"磁带"。细胞能准确读取带子中的内容，并据此制造蛋白质。

DNA的功能是复制和转录。下面分别对这几个步骤进行说明（见图3-13a）。

复制是指双链DNA自身的复制程序。复制是生物的本质。正如前文所述，复制不是保留式而是半保留式的。

转录是在DNA中合成拥有相辅碱基排列的单链RNA的过程。转录而来的单链RNA准确复制了DNA的遗传信息，因为它拥有遗传信息，所以叫作信使RNA（mRNA）。

转录而来的mRNA移至核糖体中，核糖体是合成蛋白质的工厂。到达核糖体的mRNA下指令让氨基酸按一定的顺序排列。根据mRNA的指令，将氨基酸搬运到核糖体的是转运RNA（tRNA）。其中字母t（Transfer）是搬运氨基酸中"搬运"的意思。

各个氨基酸都有对应的tRNA。通过tRNA搬运来的氨基酸，按1号、2号、3号、…、n号这样的顺序排列，然后按顺序连接起来形成蛋白质。

就这样，我们知道了遗传信息是按照DNA→RNA→蛋白质这样的流程

图3-13a　复制和转录的不同

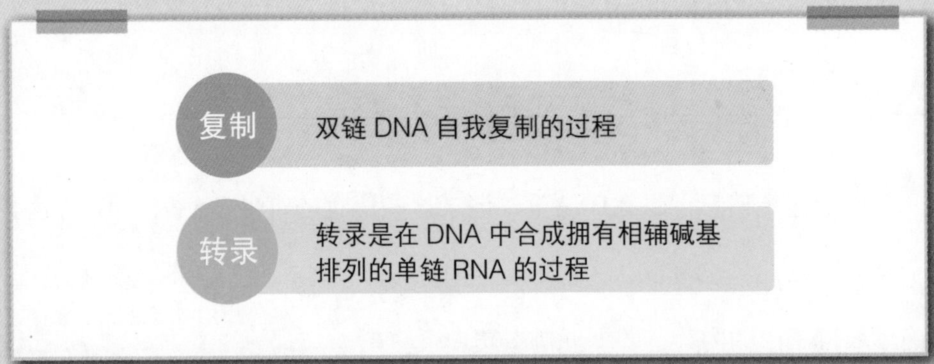

| 复制 | 双链 DNA 自我复制的过程 |
| 转录 | 转录是在 DNA 中合成拥有相辅碱基排列的单链 RNA 的过程 |

来进行的（见图3-13b）。1958年，克里克发表了这一流程，并用"中心法则"这样一个强烈的词汇来命名它。

图 3-13b 遗传信息的流程

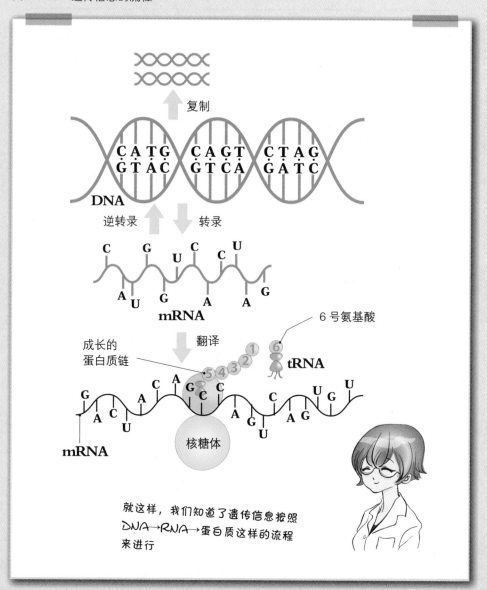

这之后，以RNA为遗传基因的RNA病毒，能由RNA合成DNA这样的逆转录又被发现。就这样，虽然中心法则被做了一些修正，但是它的基本思想纹丝不动。一个优秀的理论有多么重要大家应该清楚了吧！

14 从大肠菌到人类都共有的遗传密码

从DNA到mRNA的转录一结束，接下来mRNA为了合成蛋白质就必须对氨基酸下指令。

问题出来了，必须指令的氨基酸有20多种，可是RNA的碱基只有4种，这4种碱基怎样才能对20多种氨基酸下达指令呢？

在这里，生物运用了文字组合这种花招。4个RNA文字中被取出3个用来指令20多种氨基酸。为什么是3个呢？如果是2个，$4 \times 4=16$种，没有达到20，3个则为$4 \times 4 \times 4 = 64$种，指令20多种氨基酸绰绰有余。

RNA中3个连着的文字叫作密码子。在64个密码子中，61个密码子在实际地指令氨基酸，也就是说，平均3个密码子指令1个氨基酸。

64个中剩下3个不能指令的叫作终止密码子。终止密码子起的作用是让核糖体中的蛋白质终止合成。而让蛋白质开始合成的密码子叫作开始密码子。

遗传密码表是用英文中的字母来表示的（见图3-14）。英文中的字母只有26个，但是组合起来后却能表现出任何语言和想法。遗传密码也一样。

比如，从26个字母中仅仅选出R、M、F、O4个字母没有任何意义，但是将它们排列起来就成为"FORM"，也就是"形"这个意思。

把密码子和相应的氨基酸，还有开始密码子、终止密码子等放在一起。比如，AUG指令蛋氨酸、GGG指令甘氨酸、CUC指令亮氨酸。AUG指令蛋氨酸的同时，也成为蛋白质的开始密码子。最后到UAA、UAG、UGA密码子时，转译也就结束。

从单细胞生物的大肠菌到哺乳动物的人类，这个遗传密码表是所有生物都共通的。

图 3-14　遗传密码表

	U		C		A		G		
U	UUU	Phe	UCU	Ser	UAU	Tyr	UGU	Cys	U
	UUC	Phe	UCC	Ser	UAC	Tyr	UGC	Cys	C
	UUA	Leu	UCA	Ser	UAA	Stop	UGA	Stop	A
	UUG	Leu	UCG	Ser	UAG	Stop	UGG	Trp	G
C	CUU	Leu	CCU	Pro	CAU	His	CGU	Arg	U
	CUC	Leu	CCC	Pro	CAC	His	CGC	Arg	C
	CUA	Leu	CCA	Pro	CAA	Gln	CGA	Arg	A
	CUG	Leu	CCG	Pro	CAG	Gln	CGG	Arg	G
A	AUU	Ile	ACU	Thr	AAU	Asn	AGU	Ser	U
	AUC	Ile	ACC	Thr	AAC	Asn	AGC	Ser	C
	AUA	Ile	ACA	Thr	AAA	Lys	AGA	Arg	A
	AUG	Met	ACG	Thr	AAG	Lys	AGG	Arg	G
G	GUU	Val	GCU	Ala	GAU	Asp	GGU	Gly	U
	GUC	Val	GCC	Ala	GAC	Asp	GGC	Gly	C
	GUA	Val	GCA	Ala	GAA	Glu	GGA	Gly	A
	GUG	Val	GCG	Ala	GCG	Glu	GGG	Gly	G

15 转录和转译的管理

前一节对遗传密码做了说明。但是，如果这个遗传密码没有被正确地解读，会怎样呢？

比如，在读mRNA时，本来应该是读AGC这3个字母，但是现在读成AGCG这4个字母，怎么办？它后面的氨基酸可读框就全乱了。为此，本应该指令的氨基酸发生错误，就产生了没用的蛋白质（见图3-15a）。

不仅如此，由于读错，连终止密码子（UAA）都消失了。这样生物就不能生存。

就这样，遗传密码的错读直接关系到生物体的生死。特别是遗传密码的可读框绝对不能乱。因此，转录和转译的程序受到了严格的控制。

现在，我们从DNA的角度来看看转录和转译受到严格控制的程序。

图 3-15a　RNA 的错读

| mRNA | ···CUC·AGC·GAC·GGG·GAA·UGG·CAC·UAA |
| | Leu Ser Asp Gly Gly Glu Trp Stop |

| 错读 | ···CUC·AGCG·ACG·GGG·AAU·GGC·ACU·AAG·UG |
| | Leu Ser Thr Gly Glu Gly Thr Lys |

图3-15b显示出了遗传基因的结构。指令蛋白质的领域就叫作结构基因。结构基因被上游和下游两个控制领域所夹。指令蛋白质的领域由ATG（指令蛋氨酸）开始，到TAA（TAG、TGA）结束。就这样，指令蛋白质领域的开始和结束很明确。

控制领域的上游也就是结构基因的左侧有启动子。所谓的启动子即是否将DNA复制成mRNA的切换开关。

图 3-15b　遗传基因的结构

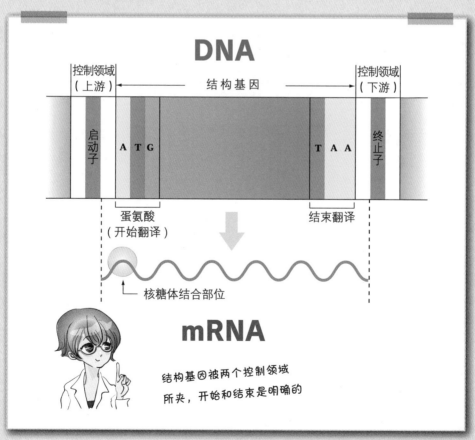

启动子的作用就是让基因开始转录，在DNA的两条链中决定哪一条转录，并决定合成多少量的mRNA。

接着开始翻译。首先mRNA在核糖体中结合。结合所需要的东西也是启动子中所具备的。而在控制领域的下游（结构基因的右侧），是能让转录结束的终止子。

转录是从RNA聚合酶和启动子结合之后开始的。RNA聚合酶一边合成mRNA，一边在DNA上移动。在到达终止子的位置后，它从DNA中离开，转录结束。由此可以看出转录和翻译都被严格地控制。

16 RNA聚合酶的功能就是推动转录

下面再来仔细看看转录。转录由开始、链延长、结束3个步骤组成。开始指的是从哪里开始mRNA的合成，链延长指的是RNA的顺利合成，而结束指的是mRNA合成的结束。

RNA聚合酶合成mRNA的过程有6个步骤，图3-16是它的形态。

步骤1：RNA聚合酶在启动子的旁边结合。DNA两条链中的一条作为合成mRNA的模型被使用。将RNA聚合酶运到启动子的是σ（西格玛）蛋白质。

步骤2：RNA聚合酶移到启动子的位置。

步骤3：RNA聚合酶将启动子上的12个碱基对解开。碱基对被解开后

图 3-16 转录机制

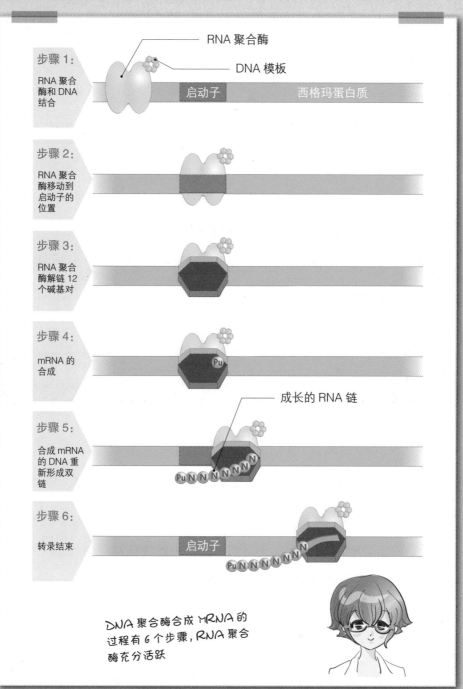

形成的单链状态叫作开放型启动子复合体，因为一部分的DNA解旋打开成开放状态，所以说是开放。在转录开始之前，这个合成是一定能进行的。

步骤4：终于开始mRNA的合成。RNA聚合酶有两个结合部位，一个是为了延伸mRNA的链条而要和碱基结合的部位，另外一个是为了开始转录而和腺嘌呤或鸟嘌呤结合的特殊的部位。因此，转录总由A或G开始。转录一开始到第2号碱基，σ蛋白质就分离了。

步骤5和6：RNA聚合酶一边在DNA上移动，一边将DNA解成单链，一合成mRNA，DNA就再次开始形成双键螺旋。

最后，RNA聚合酶到达终止子的碱基序列，从DNA中分离。就这样，转录结束。RNA聚合酶的活动让人瞠目结舌！

17 控制转录的启动子

为了能更清楚地看到转录的开始，我们来看看双链DNA的简图（见图3-17a）。上面的DNA链叫作有义链，下面的叫作反义链。反义链的DNA是用来合成mRNA的模型。

转录时，RNA聚合酶附在反义链上，产生相辅碱基序列的RNA（也就是有义链）。因此，合成的RNA碱基排列除了T换成U以外，和反义链DNA的碱基序列几乎相同。

上面说到，首先RNA聚合酶在启动子的旁边对接，接着移动到启动子（参照95页）。为什么RNA聚合酶没有立刻就和启动子对接呢？

答案很简单，立刻对接就必须在三维空间里捕捉启动子。与此相反，暂时先附着在启动子旁边的碱基上，再滑到DNA上，然后再到达目的地的碱基序列，这样的线型运动效率更高。

启动子也有决定转录频率的作用。基因的转录有很多种频率，既有每隔10秒转录的基因，也有30分钟或60分钟才转录一次的基因。

图 3–17a　从 DNA 到 RNA 的复制

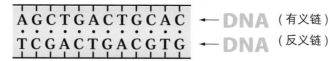

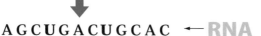

除了 T 换成 U 以外，其他和反义链 DNA 的碱基序列相同

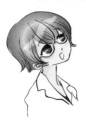

反义链的DNA是作为合成mRNA的模型来用的

决定基因转录频率的是启动子的碱基序列。

1975年，哈佛大学的戴维·普里布诺和马克思·普朗克研究所的海因茨·夏勒在各自研究启动子的碱基序列和转录频率时，发现有共同的碱基序列存在。

图3-17b为色氨酸、乳糖、RecA蛋白的启动子碱基序列。DNA的碱基位置用数字来标注。开始转录mRNA的位置标为+1，从这里开始往左就标为负的符号，右侧标为正的符号。

比较这些启动子的碱基序列可以看到相同的碱基排列，就在-35和-10这两个领域。-35领域的碱基序列为TTGACA，-10领域的碱基序列为TATAAT。这两个领域之间的间隔区排有16个碱基，-10领域的下游排有6个碱基，紧跟着就开始RNA的转录。

图 3-17b　通过大肠菌的 RNA 聚合酶开始转录的启动子区域

	−35 领域	间隔	−10 领域	间隔	RNA 的开始
色氨酸的基因	TTGACA	17 碱基	TTAACT	7 碱基	A
乳糖的基因	TTTACA	17 碱基	TATGTT	6 碱基	A
RecA 蛋白	TTGATA	16 碱基	TATAAT	7 碱基	A
相同处	TTGACA		TATAAT		

18 | 转录终止的碱基序列

让转录终止有两个机制。一个是根据DNA的碱基序列来终止，这是最常见的终止机制。

另外一个终止机制就需要 ρ 蛋白质起作用。虽然文字形状很相似，但是要注意到它和将RNA聚合酶运送到启动子的 σ 蛋白质有所不同。

接下来看一下根据DNA的碱基序列终止转录的过程。通过研究大量基因转录终止处的碱基序列找到2个特征。

如图3-18a所示，这2个特征是：

（1）富含GC碱基对（GCrich）的领域排成2组；

（2）该区域之后，连续排列有4（A4）到8（A8）个左右的腺嘌呤。

图 3-18a　转录终止部位的构造

| GC rich（富含 GC） | | GC rich（富含 GC） | A4~A8 |

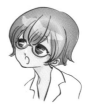

有 2 组富含 GC 碱基对（GCRICH）的区域。这之后，连续排列有 4（A4）到 8（A8）个左右的腺嘌呤是其特征

人们目前对转录终止机制的了解还不多，但是可以想象它。图3-18b
为想象的部分。

图 3-18b　转录终止机制

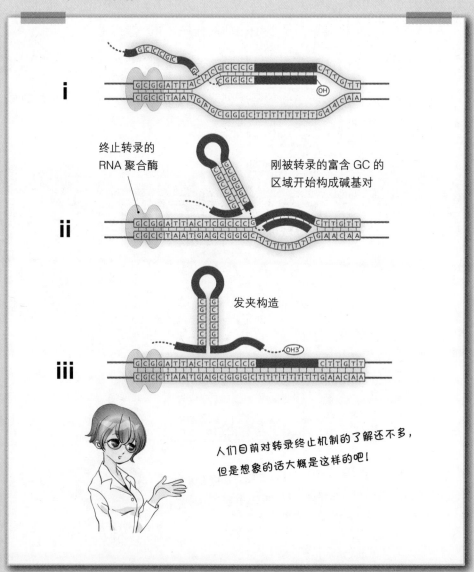

（ⅰ）顺利进行转录的RNA一到富余GC的区域立刻就终止转录，有时会保持终止状态几分钟。理由是什么呢？为了使RNA聚合酶顺利转录必须解旋碱基对，和AT碱基对相比，GC碱基对更结实，很难解旋。这样RNA聚合酶遇到GC碱基对时就终止了转录。

（ⅱ）刚被转录的富含GC的区域开始构成碱基对。由于GC碱基对比DNA和RNA之间的A–U碱基对更结实，所以GC碱基对得到优先。

（ⅲ）被转录的RNA从DNA中脱离，这种RNA由于形状像发夹而被称为发夹RNA。RNA不仅终止了转录还从DNA中分离出来，因此转录无法继续进行下去。

虽然这里说得好像是我们看到了似的，但实际上这只是假设，还没有被证实。

19 利用蛋白质终止转录

接下来说明终止转录的另一种机制，就是利用ρ蛋白质终止转录。

比如，大肠菌的ρ蛋白质由6个蛋白质组成，每个蛋白质由419个氨基酸构成。构成这419个氨基酸的蛋白质就称为亚基。

下面一起来看看利用蛋白质终止转录的过程（见图3–19），有4个步骤。

步骤1：RNA聚合酶合成mRNA的情况再现。刚被合成的mRNA和ρ蛋白质有结合部分。

步骤2：在这一部分，ρ蛋白质和RNA结合，结合以后ρ蛋白质就沿着RNA链往DNA方向移动。

图3-19 利用蛋白质终止转录

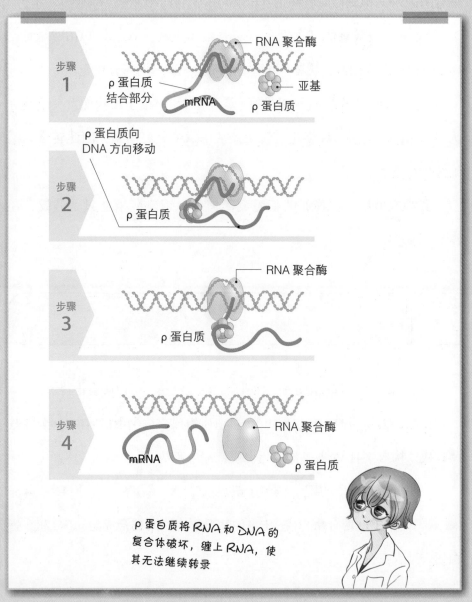

步骤3：ρ蛋白质接近DNA和RNA复合处，在破坏复合的同时，缠住RNA，就这样转录无法继续下去。

步骤4：RNA聚合酶、mRNA、ρ蛋白质脱离DNA，转录就此结束。

20 | tRNA、rRNA的合成

RNA中除了mRNA外，还有tRNA（转运RNA）和rRNA（核糖体RNA）。下面就来说一说tRNA和rRNA的合成。DNA被转录，形成相当长的未成熟RNA，对于这个RNA还有一个加工的过程。

先来看看第一阶段的加工（见图3-20a）。负责加工的是核糖核酸酶。核糖核酸酶在正确的位置将未成熟的RNA切断。

比如，大肠菌里的核糖核酸酶P将RNA在合适的位置切断，由此得到

图 3-20a　未成熟 RNA 的加工

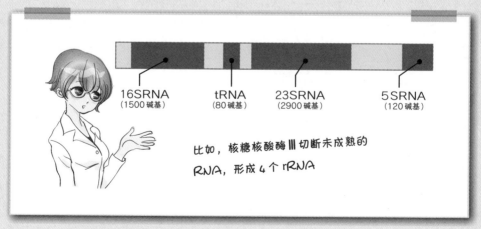

全部的tRNA。

　　核糖核酸酶Ⅲ切断未成熟的RNA，产生5S（120碱基）、16S（1500碱基）、23S（2900碱基）的rRNA。S是离心分离的沉积系数，表示出分子的大小。

　　第二阶段的加工是添加碱基，如在tRNA中加上CCA这3个碱基。图3-20b是运送酪氨酸酵母菌的tRNA被加工为成熟tRNA的过程。从未成熟的tRNA中切下来的部分上做着标记。从图3-20b中可以看出不仅仅是切断，还添加了CCA这3个碱基。

　　第三个阶段的加工是给碱基和糖加上装饰。比如，在某些碱基和糖中加上甲基，一般就会变成不同性质的碱基和糖等。为什么要修饰碱基和糖这些东西呢？目前尚未知。但是通过修饰RNA变得多样化了。多样化是生物适应环境的变化生存下来的一个重要战略。

图 3–20b 运送酪氨酸酵母菌的 tRNA 配置

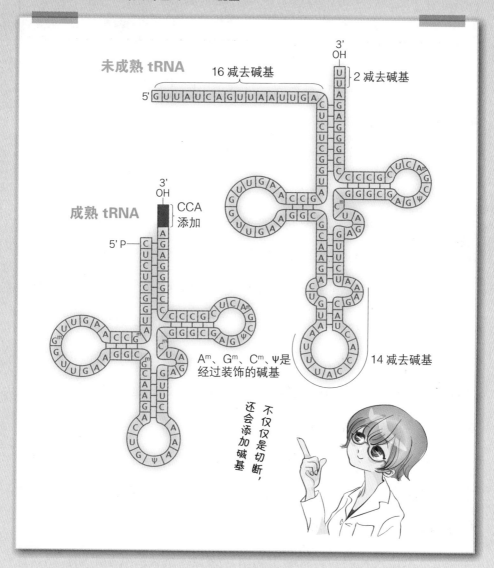

21 负责复制和转录的酶的比较

　　DNA的复制是由DNA聚合酶，转录是由RNA聚合酶这样的行家负责的，接下来看看这些酶的功效。

　　这两个酶的共同点是将DNA作为模型，不同点是复制是合成DNA，转录是合成RNA（见图3-21a）。

　　复制和转录都是从模型和制作碱基对开始的。因此，合成的DNA和RNA的碱基序列都是由模型来决定的。其在化学性能上都是相同的。

　　比较大肠菌的DNA聚合酶和RNA聚合酶的性质（见图3-21b）。DNA聚合酶的分子量是33万，RNA的分子量是45万。它们都是巨大的酶。

　　但是，其反应速度却有很大的区别。DNA聚合酶每秒连接500~1000个碱基，而RNA每秒只能连接50个碱基。由此可以知道，RNA聚合酶的反应比DNA聚合酶的反应慢10倍。

　　现在来比较酶的数量。一个DNA聚合酶细胞里只有10个分子，而RNA聚合酶细胞里有3000个分子。也就是说，虽然RNA转录的反应慢，但它的细胞内同时在进行着许多转录。

　　接下来比较复制和转录的正确率。酶导入错误的碱基就叫作错误，RNA聚合酶发生错误的频率大概是每10万次发生1次。但是DNA聚合酶发生错误的频率要低得多，每10~100亿次只会发生1次错误。

　　那么，为什么DNA聚合酶有那么高的正确率呢？这是因为转录出现错

图 3-21a　DNA 的复制和转录机制

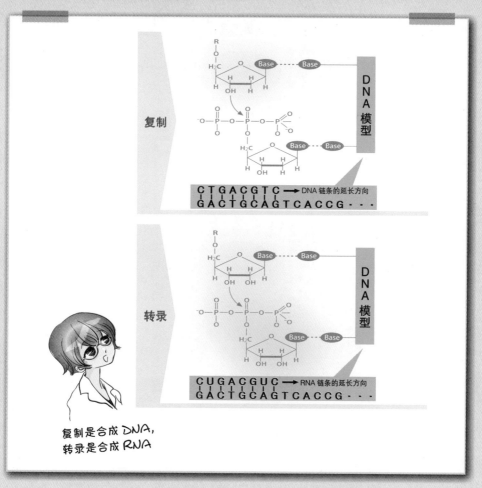

复制是合成 DNA，
转录是合成 RNA

图 3-21b　大肠菌的 DNA 聚合酶和 RNA 聚合酶的比较

	DNA 聚合酶	RNA 聚合酶
分子量	330 000	450 000
反应	DNA → DNA	DNA → RNA
模型	DNA	DNA
反应的速度	500 ~ 1000 碱基 / 秒	50 碱基 / 秒
酶的数量	10 分子 / 细胞	3000 分子 / 细胞
错误的频率	每 10 ~ 100 亿次发生 1 次	每 10 万次发生 1 次

误时，错误只限于本身。而DNA的复制出现错误，这个错误会一直延续下去。因此，复制必须比转录更正确地执行。

这就是DNA聚合酶的复制保持难以置信的高正确率的原因。

第4章

人类遗传学的基础

到此，大家对于人类基因的基础知识应该

有了一定的了解。在本章，我们要关注的

是人类基因的功能、复制、转录及翻译等。

本章将对它们的运行进行说明。

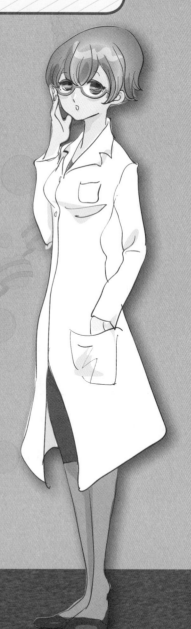

▌ 原核细胞和真核细胞的转录和翻译

接下来看看原核细胞和真核细胞的转录和翻译。

原核细胞的特征就是没有核，染色体呈环状，mRNA一产生就被运到核糖体里，作为制造蛋白质的模型发挥作用（见图4-1①）。

比如，细菌在前一个mRNA进行转录的过程中，就已经用产生的mRNA在核糖体中合成（翻译）蛋白质。细胞的转录和翻译过程就好像是汽车组装工厂中的皮带运输机流水线。这样原核细胞的转录和翻译形成一体。

和这个有很大区别的是真核细胞的转录和翻译（见图4-1②）。真核细胞与原核细胞不同，有核，染色体呈直线形。它们的区别还不仅于此。

真核细胞在核里进行转录产生mRNA，然后到核外进行翻译。

这样，真核细胞的转录和翻译是在不同的场所和时间进行的，在这点上就比原核细胞复杂和多样。

真核细胞和原核细胞还有一个不同的特征就是：在真核细胞中，为了让未成熟的mRNA成为成熟的mRNA，还必须进行几个处理。这样的处理称为加工。

所谓的加工包括在未成熟mRNA上"加帽"和进行切除不需要部分的"剪切"等工作。关于"加帽"和"剪切"后面再介绍。

经过了加工，RNA变短了很多。成熟mRNA的长度只有未成熟mRNA的1/10。

这样，成熟mRNA的长度只相当于100碱基到5000碱基的长度。可以看出，真核细胞的转录比原核细胞复杂得多。

图 4-1　原核细胞和真核细胞的转录和翻译

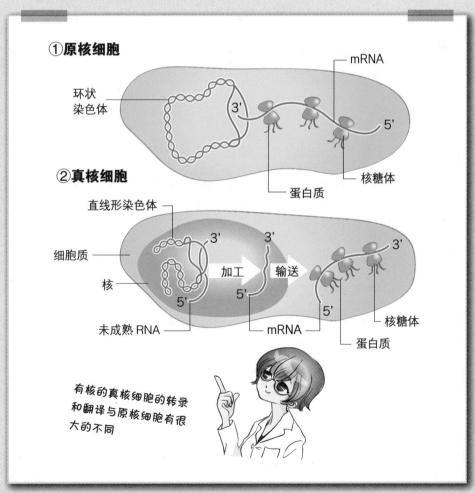

2 人类基因构造

现在我们对人类基因中指令蛋白质的部分有了充分了解。人类基因的构造如图4-2所示。

启动子控制转录开始。启动子里有6个碱基对的TATA框，在这里和RNA聚合酶结合。

位于启动子上游（基因右侧）的强化子能加强转录（后面介绍）。

启动子下游（基因右侧）是转录的开始点。从这里开始，DNA被转录成RNA。"帽"是指异常碱基（后面介绍）。

DNA转录成mRNA后，有一部分被称为外显子。外显子被转录成为成熟的RNA，可以指令合成蛋白质的碱基序列。

与此相对应，被称为内含子的碱基序列指的是没有被转录成成熟mRNA的序列。也就是说，虽然内含子是DNA，但是却不能指令蛋白质。因此，也有人称其为垃圾DNA。

内含子位于外显子和外显子之间。实际上，内含子就是DNA转录为未成熟mRNA在成才为成熟mRNA的过程中被丢弃的。

内含子的下游还是外显子。在外显子的下游有结束蛋白质合成和转译的终止密码子。它的下游排列着AATAAA6个碱基。这6个碱基的功能是在被转录为RNA，成为AAUAAA序列之后，成为加尾的信号。所谓加尾就是指把称为polyA的大量腺嘌呤连接在RNA上。

人类基因的转录有3种酶，即RNA聚合酶（Ⅰ、Ⅱ、Ⅲ）在起作用。然后还有制作蛋白质的工厂核糖体，以及作为建材的120碱基、1500碱基、2900碱基这3个核糖体RNA（rRNA）。

RNA聚合酶Ⅰ合成所有的rRNA。RNA聚合酶Ⅱ主要负责转录，对指令蛋白质的结构基因进行复制。RNA聚合酶Ⅲ则制作出核糖体RNA中小的120碱基和80碱基的tRNA。 就这样，3个RNA聚合酶担当起转录的功能。

图4-2 人类基因的构造

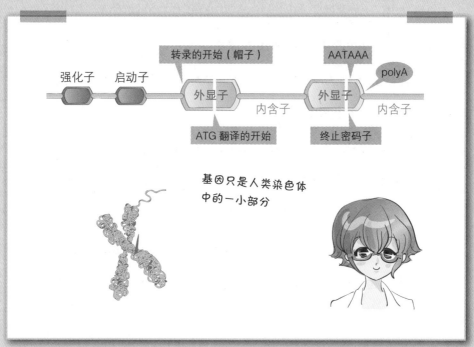

3 | RNA的加工

真核细胞的独特点就是加工（参照110页），如图4-3所示。

细胞核里，DNA的内含子和外显子被转录，形成相当长的未成熟mRNA。原样的未成熟mRNA不能合成蛋白质，因为太长。为此就需要进行加工，将过长的未成熟mRNA切断，丢掉不必要的部分，形成短小成熟的mRNA。

为了使细胞生存，mRNA必须指令合成必要的蛋白质。因此，不仅要知道对于未成熟mRNA从哪里切到哪里，应该怎么连接，还必须通过某些方法来具体实施。

加工的第一阶段就是在RNA中添加200个左右的腺嘌呤，被称为polyA tail（尾巴）。对于它的功能目前还不知道。

第二阶段，被称为cap（帽）的异常碱基附着到未成熟mRNA上。转译时，它能让mRNA和核糖体结合。

第三阶段是剪切RNA。剪切就是指将分散的外显子（能指令蛋白质）从内含子中切下。为了能指令有用的蛋白质，不仅要将外显子切下，而且要将外显子1、2、3很好地连接在一起。

真的是匪夷所思！为什么会这样呢？这是因为RNA也和DNA一样都是一个一个连接起来的。这种剪切形式可从分子层面上来进行解释说明（后面介绍）。

就这样形成了成熟的mRNA，到这个程度的变化都发生在核内。接下来，mRNA从核进入细胞质，在核糖体上作为合成蛋白质的模型发挥作用。

图 4-3 人类基因的转录和翻译

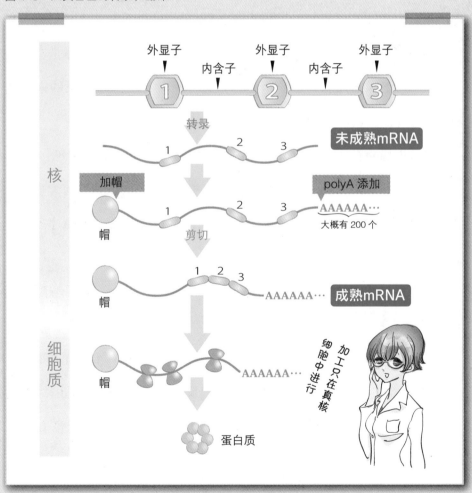

4 | 转录终止与polyA tail

大肠菌等原核细胞是在两个GC富余领域之后的AT富余领域由 ρ 蛋白质和单链的mRNA结合而终止转录的（参照102页）。但是真核细胞的转录终止却不是这样的。

比如，原核细胞在AATAAA序列时转录结束。但是，真核细胞，即使RNA聚合酶经过了一两次这个序列，转录还是会进行下去。

如图4-4所示，真核细胞的转录也会在某个时候结束。那是在RNA聚合酶好几次碰到AATAAA这个排列之后。因此，刚结束转录的未成熟mRNA尾部呈AAUAAA形式。

核酸内切酶能马上发现并靠近未成熟mRNA中的AAUAAA序列。

核酸内切酶是如何确认AAUAAA序列的呢？这个问题到目前为止还未知。总之，它的形式是附着到未成熟mRNA上，在距离AAUAAA序列11～30碱基左右下游切断RNA。

切断后，其他的酶又在切断处附上许多腺嘌呤。多的时候，腺嘌呤达到200个。

但是，为什么在mRNA上附带这么多的腺嘌呤呢？目前尚未知晓。polyA对于蛋白质的合成来说是否有必要呢？合成组蛋白的mRNA中并没有附带polyA，所以说即使没有polyA，合成蛋白质应该也没有什么问题。

与RNA有关的另一个加工就是加帽。帽是指鸟嘌呤带上多余的一个碳后倒立附着在未成熟mRNA上。帽是鸟嘌呤的倒立形式，因此非常显眼。

图 4-4 人类基因转录终止和 polyA、帽

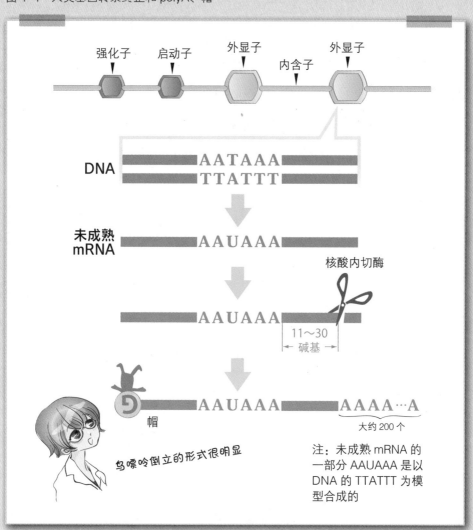

5 将外显子和外显子连接起来的剪切

上一节说到人类基因通过剪切形成mRNA。如果不正确剪切，mRNA的阅读框就会错乱，就会产生无用的蛋白质。

剪切是以怎样的形式进行的呢？

内含子处于外显子1和外显子2之间（见图4-5a），外显子1和内含子的连接点在AGGUAA这个排列上。在这8个碱基的最头上的AG这个位置上，酶作为剪刀将它们剪开成为…AG和UGAAGU…。

内含子中有被称为分支的七八个碱基。在分支的正中间有腺嘌呤。

真核生物中低等酵母的内含子分支的序列一定是UACUAAC。而人类

图 4-5a　剪切的共有序列

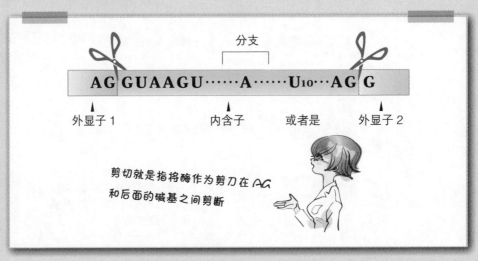

118

的内含子分支碱基序列就不一定了。内含子的下游就排列着10个U或C，

最后排列的是AG。

剪切的详细过程如图4-5b所示。未成熟mRNA的外显子1弯曲，和分

图 4-5b　剪切机制（○表示碱基）

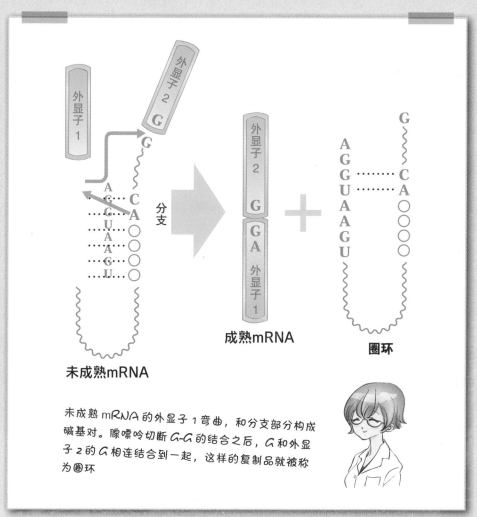

未成熟mRNA的外显子1弯曲，和分支部分构成碱基对。腺嘌呤切断G-G的结合之后，G和外显子2的G相连结合到一起，这样的复制品就被称为圈环

支部分构成碱基对。腺嘌呤切断对面的鸟嘌呤，切下外显子1。被切下的外显子1的鸟嘌呤和外显子2连接。就这样外显子1和外显子2连在了一起。

圈环结构的这个副产物已经得到确认。

6 | RNA的催化剂功效

"生物体内的催化剂是蛋白质"，这是生物化学的常识。在以前，如果你对此抱有异议必然会招来他人的耻笑。

但是，科罗拉多大学的汤姆斯·切克发现的自我剪切将这个常识打破。自我剪切就是指RNA的催化剂功效，RNA通过切断自身来形成成熟的RNA。这让众多科学家极为震惊。

切克证明了RNA也和蛋白质一样具有催化剂的功效。这个成果让他获得了诺贝尔化学奖。

现在，自我剪切也就是拥有催化作用的RNA就叫作核酶（见图4-6）。核酶是核糖核酸与酶的合成语。核酶能够自由地选择碱基的种类，因此也能终止某个特定基因的功能。终止基因功能的方法就是让它和核酶起反应，从而切断这个基因。

接下来介绍一下切克的研究。1981年，他利用原生动物四膜虫的rRNA（核糖体RNA）来研究剪切。

但是，人们认为剪切中必须要酶，因此想找出在剪切时什么样的蛋白质是必需的。如果在实验中加入特定的蛋白质就发生剪切，则这个蛋白质恐怕就是人们所要寻找的酶了。

图4-6 自我剪切的机制

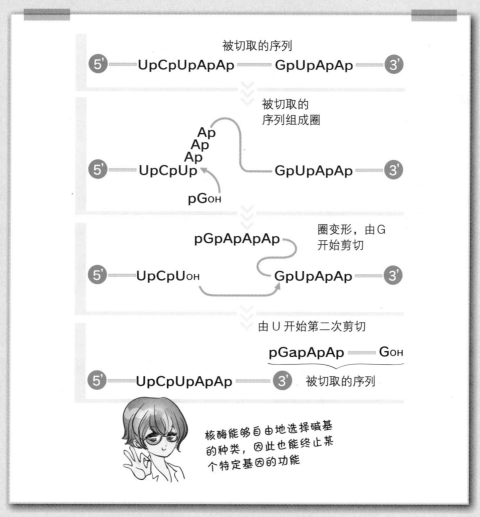

※ pG$_{OH}$ 指的就是GTP。

一个科学的实验就必须要有对照实验。在这里进行的对照实验是在试管中只加入长RNA和鸟嘌呤，不加蛋白质。如果剪切需要蛋白质，则在这个条件下就不会发生剪切。

但是让人觉得不可思议的是，对照实验的试管中发生了剪切。为什么在试管中加入鸟嘌呤？这是因为酶反应经常要用到作为能量源的ATP或GTP，因此先加入了GTP。如果不加GTP而加ATP，剪切会发生吗？结果是加入ATP剪切就不会发生了。也就是说，鸟嘌呤合成外显子和内含子之间的碱基和氢键（碱基对），并切断磷酸二酯键。

这个实验打破了生物体的催化剂是蛋白质这个常识。

7 强化子和荷尔蒙的功效

真核细胞和感染真核细胞的病毒有着能让转录增加1000倍的特别碱基序列。这个碱基序列就称为强化子，短的强化子由72碱基对组成。

强化子无论是在启动子的上游还是下游，近还是远都无关，在DNA的任何地方都能促进转录。让人觉得吃惊的是，即使是强化子距离启动子有3000碱基对，也会大大促进转录。

强化子的特征就是仅仅只在某些特定的细胞中发挥作用。比如，免疫球蛋白的强化子只在合成抗体的B淋巴球中促进转录，在其他细胞中就没有活动。

强化子的功能构造确实很让人注目，但是到现在还留有很多的谜。虽然如此，人们对于糖皮质激素的功效和强化子的作用还是有一定的了解。下面再做介绍。

如图4-7所示，强化子在距离启动子1000碱基对左右的上游，而下游有结构基因，这个基因中有启动子和结构基因，但是没有转录。实际上这个基因处于休眠状态。

图 4-7 强化子排列的功能

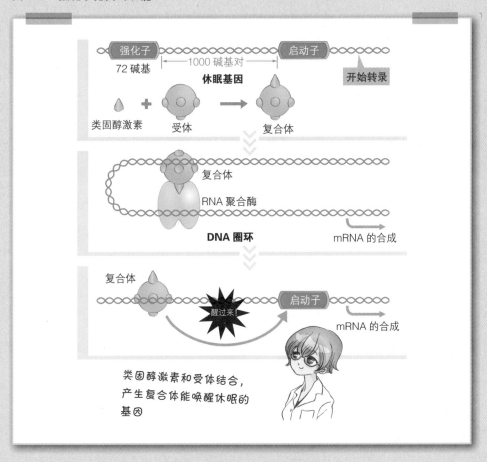

但是加上类固醇激素，这个基因就会觉醒，开始转录。模式如下。

首先，类固醇激素和受体结合产生复合体。这个复合体和强化子结合后，启动子产生活性开始转录。强化子距离启动子1000碱基对，但还是能促进转录，这是为什么呢？

请大家先回想一下，RNA的剪切形式是弯曲RNA构成环形结构，形成圈环形结构，则再远的也变近了。

由此可以看出，和受体复合体结合的强化子接近启动子，使转录活性化。

8　能喝酒和不能喝酒由基因来决定

大学、公司及各个地方都有各种各样的活动和聚餐等。比如，在商业活动商谈结束时听到的"你辛苦了！"，或者在公司会议顺利结束时听到说"走！去喝一杯！"，或者是一项工作结束时，听到说"你为我们公司做了很多，谢谢！"。当在表示感谢时，酒精就能起很大的作用。

对于这种能使人际关系变顺利中起重大作用的酒精，有人一喝脸就变红，有的人却怎么喝脸都不变。

一喝酒脸马上就变红的人叫作flush，东方人中，flush占总人口的40%。而黑人或白人中，100个人中还没有1个。对于酒精代谢，人种的差别很明显。

喝酒时，酒中的酒精通过胃和肠被吸收并被运送到了肝脏。下面来看看进入生物体内的酒精的命运（见图4-8）。

　　进入肝脏的酒精被酶酸化，其中80%的反应通过ADH（乙醇脱氢酶）-ALDH（乙醚脱氢酶）系统进行，剩下20%的反应通过微粒体里的微粒体酶氧化（MEOS）系统进行。

　　ADH（乙醇脱氢酶）-ALDH（乙醚脱氢酶）系统有两个步骤，开始是酒精被ADH酸化成乙醛，然后乙醛又被ALDH酸化成乙酸。人宿醉后觉得不舒服是因为体内积存了乙醛。

图 4-8　酒精的代谢

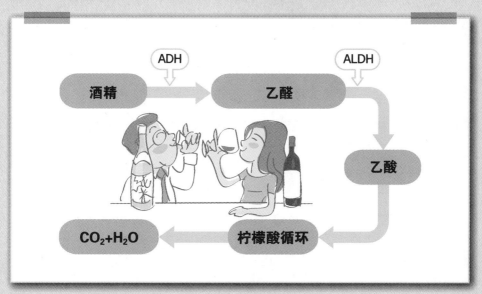

就这样，乙酸进入柠檬酸循环，进一步被酸化，最终成为水和二氧化碳。

那么，能喝酒和不能喝酒的区别是什么呢？85%的日本人拥有有效ADH。ALDH分为1型和2型。ALDH1型在乙醛的浓度上升到一定程度时才发挥作用，因此酸化效率很低。ALDH2型能很高效地分解乙醛，但是大概有50%的日本人都没有ALDH2型。

总的来说，一方面，承担80%酒精代谢的ADH-ALDH系统是由遗传决定的，即使是训练也无法增加酶的量；另一方面，承担剩余20%酒精代谢的MEOS可以通过训练活性化。

因此，经过训练，每个人都可以在一定程度上变得能喝起来。但是即使通过训练变得能喝起来，也只不过是将20%的酒精代谢部分提高了而已。

就像人们的各种才能、体质和性格不同一样，能否喝酒的程度也有差别。应认识到这种不同，绝不要勉强去训练。认识到这种差异，人们应该就不会开怀畅饮了吧！

9 转译的开始和延长

根据mRNA的信息制成蛋白质的过程就叫作转译。转译是在作为蛋白质组合工厂的核糖体中进行的。核糖体上有两个tRNA对接点。

转译有开始、延长和结束3个程序，如图4-9所示。

图 4-9　核糖体上的蛋白质合成

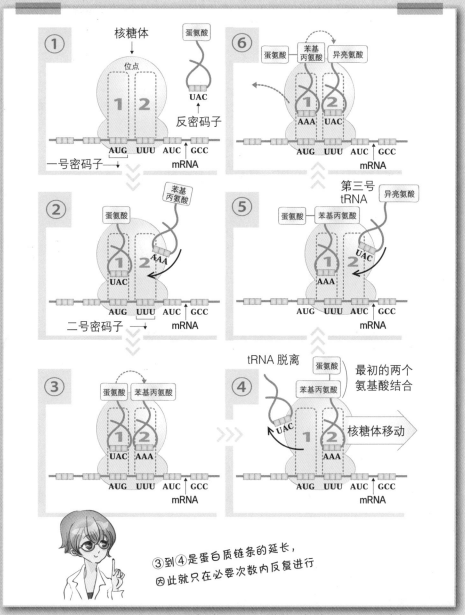

※ 蛋氨酸（Met）、苯基丙氨酸（Phe）、异亮氨酸（Ile）。

① 转译由mRNA和核糖体对接开始。第一个密码子AUG和搬运蛋氨酸的tRNA的反密码子UAC结成碱基对。

② 第二个密码子UUU和搬运苯基丙氨酸的tRNA结成碱基对，再对接核糖体。

③ 核糖体上两个邻近的蛋氨酸和苯基丙氨酸连接在一起。

④ 搬运蛋氨酸的tRNA从核糖体中脱离。核糖体在沿着mRNA移动的同时，携带着两个氨基酸的tRNA往点位1移动。

⑤ 在点位2上，第三个搬运氨基酸异亮氨酸的tRNA将结合。

⑥ 蛋氨酸、苯基丙氨酸这两个氨基酸和旁边的三号氨基酸相连。

从③到⑥的过程中，蛋白质的链条不断增长。这个过程在到指令最后氨基酸的密码子为止都在不停地反复。

10 转译结束

最后紧跟着氨基酸密码子来的就是结束蛋白质合成的终止密码子。

对应终止密码子的不是tRNA。这里准备了特别的蛋白质叫作释放因子（RF）。释放因子进入点位2，合成的蛋白质和tRNA从核糖体中脱离，核糖体自身也分解成了大小不同的两个部分。

核糖体由3个rRNA（2900碱基、1500碱基、120碱基）和55种核糖体蛋白质构成。完整的核糖体由两个子单元组成。

如图4-10所示，这是核糖体将mRNA所指令的所有氨基酸连接后即将结束转译的瞬间。核糖体一边读取3个碱基组成的密码子，一边在mRNA上移动。

图 4-10　蛋白质合成的介绍

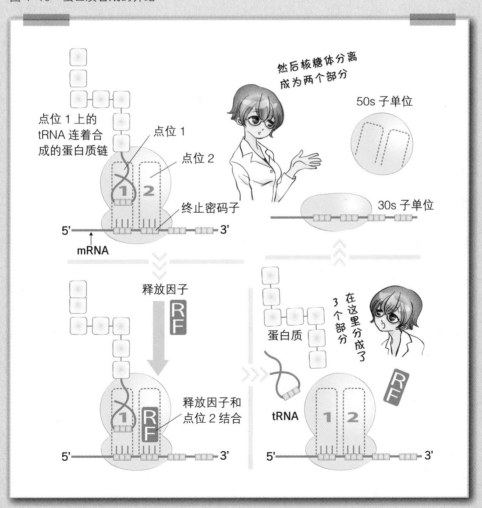

这让人想到了从轨道上跑过的火车。核糖体这个火车在mRNA轨道上飞速奔跑。

随着核糖体在mRNA上奔跑，蛋白质的链条也在延伸。然后一直到达mRNA的终止密码子，蛋白质的合成结束。接着，核糖体分解成两个子单元从mRNA中脱离，就这样转译结束。

转译是一个很快的过程。大肠菌在20秒内就能合成由300个氨基酸组成的蛋白质。也就是说，核糖体1秒就能连接15个氨基酸。这样，在1秒内就必须移动15个密码子、45个碱基。

一个细胞能合成多少蛋白质呢？如果细胞内有20 000个核糖体，则1秒内能合成1000个蛋白质。看来转译是高速进行的。

多亏了核糖体能快而准确地组成蛋白质，我们才能健康地活着。

11 染色质中的长DNA捆包

真核细胞中存在长DNA。小小的核内充满了染色质。那么，DNA是怎么被捆包在里面的呢？被捆包起来的DNA又是怎么进行转录的呢？

关于DNA的捆包，我们已经有了一定程度的了解，但是选择性转录的体系目前还是未知。在这里说明一下DNA是如何被折叠并存在于细胞中的。

人类的体细胞是2倍体。各个细胞核中有60亿碱基对。将这个DNA拉直，长度将达到2米。也就是说，10微米（1/100毫米）以下的核中容纳了直径为2纳米、长2米的线。

为了更好地理解，把核比作直径为1厘米的球。那么，这个球里面容纳了直径是1/500厘米、长度是2千米的线。这个长DNA把叫作组蛋白的蛋白质作为咕噜咕噜转的缠线板，紧紧地捆起来。这个捆包就叫作染色质。

构成染色质的一个单元叫作核小体（见图4-11a）。构成核小体的是组蛋白和DNA。H2A、H2B、H3、H4这4种组蛋白各2个，一共8个，形成组蛋白八聚体。八聚体就是8个的意思。

图4-11a　构成染色质的核小体的构造

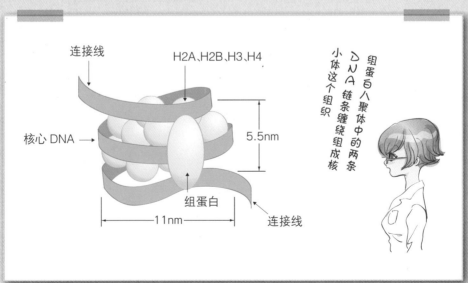

组蛋白八聚体中的146碱基对的DNA缠绕构成核小体这个组织。组蛋白蛋白质有着很强的碱基性，生物体呈正电荷，而DNA又是负电荷，因此它们紧紧地吸在一起。

图4-11b为许多核小体聚集在一起构成非凝缩染色质的状态。

核小体互相紧紧地挤在一起形成凝缩染色质。这是本书开头所示的结构，也是长DNA很好地挤在小小的核里的秘密。

图 4-11b　染色质结构的具体样子

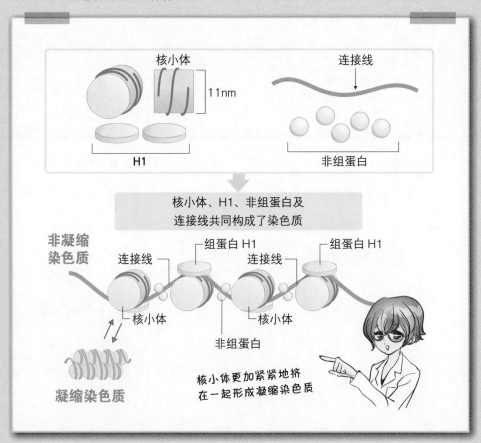

第5章

遗传性疾病和基因诊断

我们知道在人类疾病，特别是内因性疾病中，遗传是主要原因。本章在介绍与基因相关的疾病，也就是遗传性疾病的同时，会介绍基因诊断如何进行。

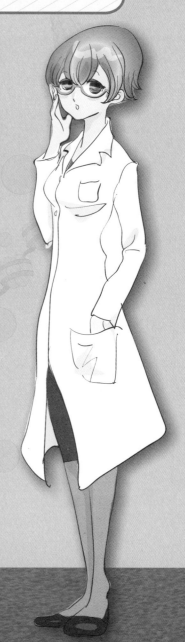

Ⅰ 疾病的现在与将来

一直以来人们都在与疾病作斗争。但是，随着时光流逝，疾病的种类也在变化。

以前的疾病主要是由于细菌和病毒病原体感染人、动物、植物而发生的，主要的感染症就是小儿麻痹症、瘟疫、霍乱和结核等。

比如，小儿麻痹症就是由于脊髓灰质炎病毒、瘟疫是由于瘟疫病毒、霍乱则是由于霍乱病毒引起的。病原体很小，用肉眼无法看到，但是用光学显微镜或电子显微镜就可以清楚地看到。

现在，在发展中国家，感染症还是死亡的主要原因。实际上，感染症还算是原因清楚，容易采取对策的（见图5-1a）。

图 5-1a　人和感染症的斗争

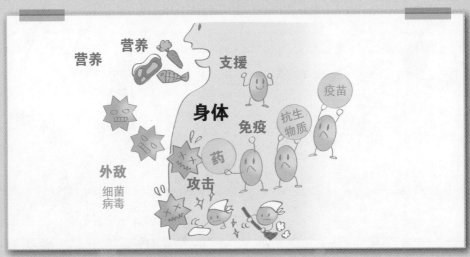

另一方面，发达国家人们的疾病情况和发展中国家有很多不同。不同的地方有以下几点：

①发达国家的卫生环境有很大改善；

②发达国家的饮食营养价值高；

③发达国家的抗生素和疫苗等医疗技术发达。

因为①，病原体难以生存。因为②，人身体的免疫力提高，能杀死入侵的病原体。再由于③，人们备有攻击病原体的强力武器。

结果导致这些感染症的有害细菌消失。可以说，现代医学在感染症方面取得了很大的成果。

与此相对的是，病因在自身体内的内因性疾病（见图5-1b），它的代表就是糖尿病、癌、心脏病、肥胖、过敏、自身免疫疾病等。

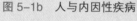

图 5-1b 人与内因性疾病

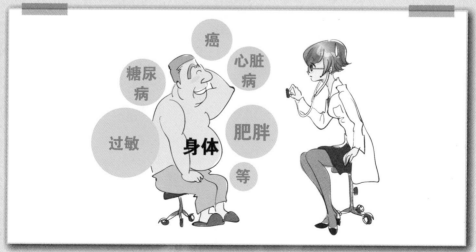

内因性疾病的特征是遗传性的原因很大。这些疾病的主要原因就是染色体发生了某些异常，或者是从父母那里遗传的基因发生了变异。

很多遗传性疾病都是先天的。但是，遗传性和先天性的意思并不完全相同，实际上很多遗传性疾病在人一生下来时并没有明显的症状，而是到成年之后才发病。上面提到的那些内因性疾病就是这样的。另外，有一些疾病虽说是先天性异常，但是未必就是由于遗传引起的。

现在，人们对于遗传性疾病出现的情况已经有了一定程度的了解。本章就对此进行说明。

2　遗传性疾病是由基因缺陷引起的

我们先来整理一下遗传性疾病和基因的关系。

首先从基因的功能开始。蛋白质是随着基因（DNA）的碱基排列被合成的。只要基因正常，就能产生正确有效的蛋白质。

合成的蛋白质被作为激素起作用，也搬运营养素，或者是控制酶在生物体内的化学反应。

比如，胰岛素作为激素控制着血液中的葡萄糖水平。这种控制失去了就成为糖尿病。还有，如果生长激素分泌过剩，就成为肢端肥大症。然而生长激素分泌过少，人又会得侏儒症。

还有一部分蛋白质运送生物体所必需的物质。它的代表就是血液中的红色蛋白质——血红蛋白，血红蛋白将氧运送到身体的所有组织中，如图5-2a所示。

比如，血液在肺里循环时，血红蛋白就会携带上氧。然后，血液在身体内循环，在该过程中，血红蛋白又将这些氧送到各个组织里。同时，它们又会将各个组织中的二氧化碳带出，运到肺中。血红蛋白有多重要，你应该明白了吧！

作为酶起作用的蛋白质有很多。比如，胆固醇的合成和分解就需要好几种酶。

图5-2a　血红蛋白的功效

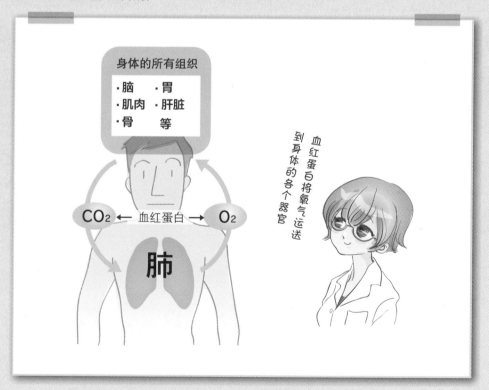

这其中如果有一种酶出现异常，血液中的胆固醇就会积存过剩，或者不足，从而使激素的合成出现故障。

如图5-2b所示，本应是正常的基因发生了变异。具体来说就是DNA碱基序列撰写错误，复制错误或出现破损。变异的基因中无法产生正常工作的蛋白质，而且会产生异常蛋白质。异常蛋白质使身体的化学反应无法顺利进行，从而形成疾病。

不得遗传性疾病的要点就是基因不能有缺陷。

图 5-2b　健全和异常蛋白质

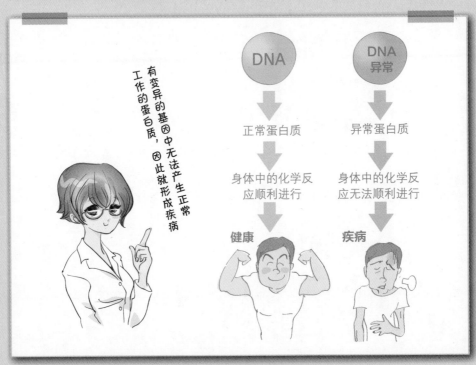

3 基因变异引起疾病

基因发生变异会给蛋白质带来怎样的异常呢？

碱基序列就是指A、B、C、D、…、O这样的DNA排列，图5-3a中还有和这个排列相对应的蛋白质。蛋白质中的氨基酸表现为aa1、aa2、aa3、aa4、aa5。也就是说，ABC指令的是aa1、DEF指令的是aa2、GHI指令的是aa3、JKL指令的是aa4、MNO指令的是aa5。当然，这个蛋白质是正常运行的。如果这个正常的碱基序列中发生了以下3种变异会怎么样？

①碱基G受伤消失（见图5-3b）。那么，蛋白质会有什么样的影响？

ABC指令的是aa1、DEF指令的是aa2，到这里还是正常的。但是由于G的消失，阅读框发生了偏错。就这样，本来GHI是指令aa3的，但是现在成了HIJ指令aa3。而且从阅读框发生偏错开始，接下来的氨基酸就全都成为错误的氨基酸。

②假设碱基没有缺少，但是碱基Z被插入F和G之间（见图5-3c）。这时，开头的两个氨基酸aa1和aa2还是正常的，但是接着阅读框就发生偏错，aa3以下所有的氨基酸都发生错误。像图5-3b和图5-3c这样的变异就称为移码突变。

③也有一个碱基和其他碱基换错的变异（见图5-3d）。碱基G和X互换，本来三号的氨基酸是由GHI指令的，但是现在变成了XHI，这种变异不会使整个阅读框崩溃，只是一个氨基酸发生变化，这叫作点突变。

图 5-3　基因缺陷和异常蛋白质的关系

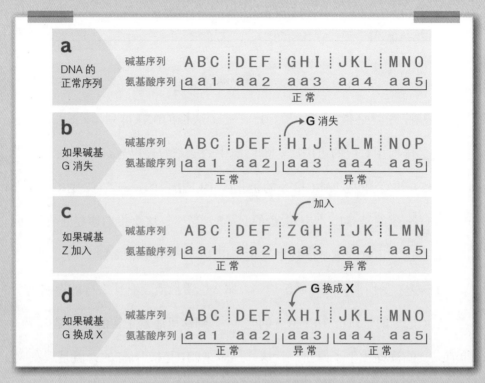

一个蛋白质中有100～200个氨基酸。只是其中一个氨基酸出差错，也许你会觉得没什么，但实际上并不是这样的，它很多时候会引起很重的疾病。

4　苯丙酮酸尿症威胁婴儿脑健康

由于酶不能正常工作而引起的疾病很多。苯丙酮酸尿症就是代表之一。苯丙酮酸尿症这种由于氨基酸不能被完全分解而产生的病，对其置之不理会引起很严重的智能障碍。这种病的患者一半会在20岁之前死亡，4

分之3会在30岁之前死亡。

我们来看看苯基丙氨酸的命运（见图5–4）。苯基丙氨酸有着像乌龟贝壳一样的苯环，在这个苯环中加上一个氧，就一定会变成酪氨酸。实际上在实验室中要在苯环上加上氧并不容易，但是酶却利用空气中的氧将这么难的工作轻松搞定。这个酶就是苯丙氨酸羟化酶。正常人的这种酶发挥作

图 5–4　苯基丙氨酸的代谢

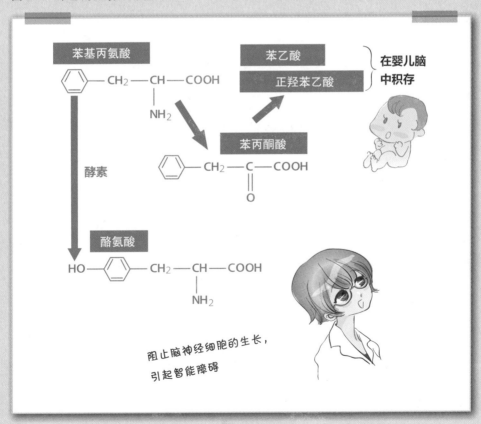

用，苯基丙氨酸就不会积存在体内。

但是如果缺乏这种酶，或者即使有但有异常会怎样呢？就会产生苯丙酮酸尿症这种病，身体的各个部位会大量积存苯基丙氨酸。最严重的是会对大脑产生影响。

人体内所积存的苯基丙氨酸不能通过正常的渠道被分解，就只能通过其他渠道被分解。

苯基丙氨酸变成苯丙酮酸，大量出现在患者的尿里，这就是这个病叫作苯丙酮酸尿症的原因。

苯丙酮酸被代谢成苯乙酸和正羟苯乙酸，留存在婴儿大脑中使其他氨基酸无法进入，从而造成大脑发育迟缓。

现在也有将苯丙酮酸尿症引起的损害降低到最小限度的对策，就是通过血液检查来确定什么样的婴儿是苯丙酮酸尿症患者。英语中将筛查称为screening。像这样的筛查就称为遗传性筛查。

通过筛查，发现在日本8万人中有1个患者的比例，美国1.7万人中有1个患者的比例。

在新生儿遗传筛查的结果中，如果血液中发现异常大量的苯基丙氨酸，那么这个婴儿就是苯丙酮酸尿症患者。如果孩子得了这种病，就不能给他喝普通的牛奶，只能喝苯基丙氨酸含量为最低限度的牛奶。

也有很多人生下来就是苯丙酮酸尿症患者，但通过改变饮食生活排除困难，读完大学顺利工作。苯丙酮酸尿症是100%由于基因产生的病，但是可以通过改变饮食生活100%得到预防。

5 血红蛋白异常引起镰刀型细胞贫血症

运送氧的血红蛋白出现异常就会造成人贫血。血红蛋白是由2个α链和两个β链总共4个蛋白质构成的（见图5-5a）。能捕捉氧的是含铁的平的分子，叫作血红素。

人的血红蛋白的α链是由141个氨基酸组成的，β链是由146个氨基酸组成的。

无论是α链还是β链，只要其中的氨基酸发生变化，就会使血红蛋白运送氧气的能力大大降低，形成贫血。与血红蛋白有关的遗传性疾病，

图 5-5a 血红蛋白的结构

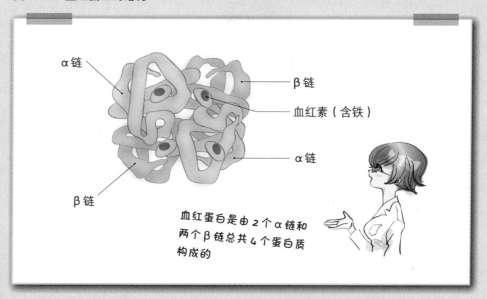

人们目前已经有了不少了解。这里介绍人们有了充分研究的镰刀型细胞贫血症。

图5-5b中所示的是正常的红血球和镰刀型红血球。正常的红血球是甜甜圈形状，而镰刀型红血球是新月形或者说是镰刀形状。镰刀型细胞贫血症就是由这个形状而来的。

当然，镰刀型红血球不仅在外观上和正常的红血球有所区别，它和正常的血红蛋白相比，容易损坏、变成镰刀形状堵塞毛细血管。镰刀型细胞贫血症患者会反复腹痛和骨骼疼痛，不久毛细血管就会被堵塞，严重的就会导致死亡。

图 5-5b　正常的红血球和镰刀型红血球

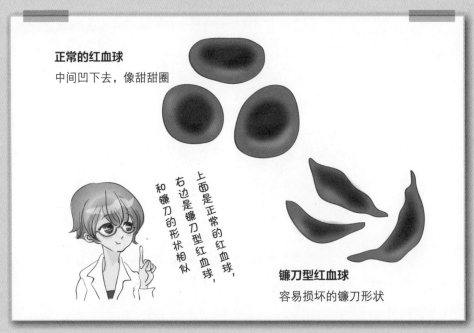

正常的红血球
中间凹下去，像甜甜圈

上面是正常的红血球，右边是镰刀型红血球，和镰刀的形状相似

镰刀型红血球
容易损坏的镰刀形状

指令镰刀型红血球的基因搭载在常染色体上，因此即使基因有缺陷也未必会出现症状。体细胞中有两组基因，两组基因都有缺陷就会发病，只是一条有缺陷则只是携带者而不会发病。

镰刀型细胞贫血症是怎样产生的呢？为了探明它的原因，就要致力于蛋白质的研究。1949年，鲍林从正常人、携带者和患者身上提取血红蛋白，运用电泳技术研究了血红蛋白的性质。

把蛋白质放在叫作凝胶的琼脂或潮湿的纸上后通电就叫作电泳。这时不同的蛋白质就会以不同的速度在凝胶上移动。

图5-5c为凝胶电泳图。可以看出，正常者和患者的血红蛋白的移动速度不一样，而携带者有这两种血红蛋白。

图 5-5c　血红蛋白的电泳

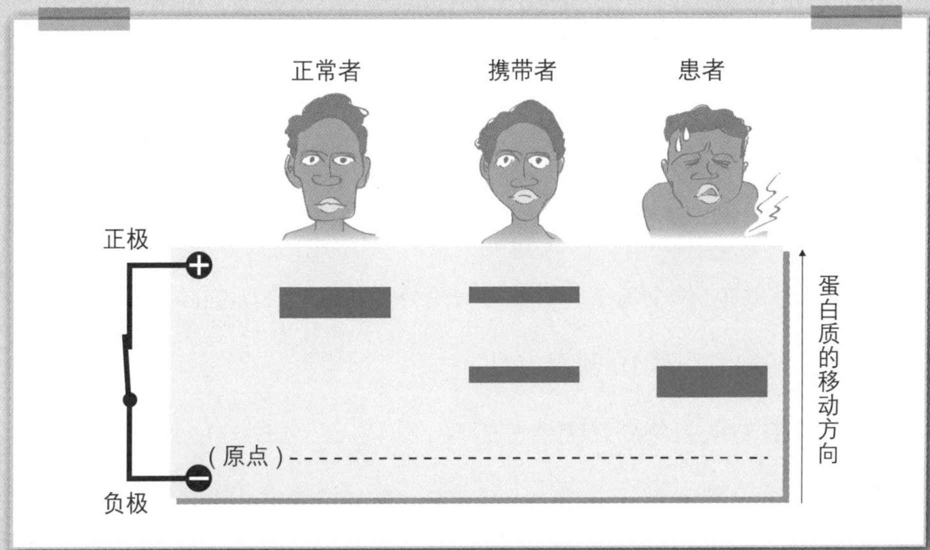

6 免疫无效的复合免疫缺损症

虽然我们被无数的外敌所包围，但是我们也并不是那么容易生病。那是因为我们有免疫系统。但是有一种病没有这么重要的免疫体系，它叫作先天性免疫不全症。

得这种病的患者要想生存下去，就要避免感染细菌，为此就必须在无菌室或穿宇航服生活。

得克萨斯州的戴维·贝特（1971—1984）所患的就是X染色体隐性遗传型的先天性免疫不全症，他一生下来之后就一直在无菌状态下生活，成为有名的"泡泡中的少年"。

在他12岁的时候，为了得到能产生免疫细胞的骨髓而决定做实验性骨髓移植，并最终做了手术。

移植最初看起来是成功的，但是最后他却由于得了癌症而去世。后来通过调查得知是因为骨髓捐献者的骨髓中潜伏的病毒使他得了癌症。

在他的墓碑上刻着"他从来没有和这个世界接触过，但是却触动了全世界人的心"。

先天性免疫不全症的患者中有3分之1都没有adenosine deaminase（ADA）酶，这也就是ADA缺损症※。

如果没有ADA，免疫系统就发挥不了作用（见图5-6）。ADA可从腺苷

※ 正常情况下，这个基因在第 20 号染色体上，但是使戴维免疫不全的基因却在 X 染色体上。

中除去氨单元使其成为肌苷。如果没有ADA，腺苷就不能被分解，这样在细胞中会大量积存脱氧腺苷三磷酸，从而影响DNA的合成。结果，免疫细胞无法生成。ADA缺损症患者就没有免疫能力。

要治疗这种病，只有往体内注射原本不足的ADA，或骨髓移植这两种方法。

如果注射ADA，症状只能得到暂时的改善。因此，必须不断地注射。但是ADA又不能从人体中提取，加上由于它不是由人体基因合成的，就有抗体，有发生副作用的可能。

这时，就出现了后面要介绍的基因治疗。

图 5-6 脱氧腺苷三磷酸的代谢和腺甙脱氨酶（ADA）的功能

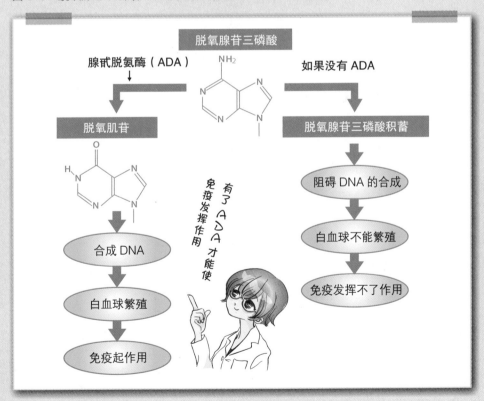

7 三种类型的遗传性疾病

从20世纪80年代后期开始，遗传性疾病的研究飞速发展。遗传性疾病是由于子女从父母那里遗传了有缺陷的基因而产生的。有缺陷基因的遗传模式有两种。

第一种就是通过生殖遗传，父母双方或其中一方携带有缺陷的基因，并将这种基因遗传给下一代。

另外一种就是变异遗传。精子和卵子结合时，基因发生了罕见的变异，这种变异所产生的遗传疾病是家族和亲属中从来没有出现过的。血友病就是其中的一种。

血友病是由于从先祖那里遗传的有缺陷的基因一代一代遗传下来导致发病的。但是除此以外，还有3分之1的血友病患者是在精子和卵子结合时，基因产生变异，出现有缺陷的基因并遗传给孩子而导致发病的。

遗传性疾病有以下三种类型（见图5-7）：

① 染色体异常；

② 单基因缺陷引起的异常；

③ 多基因缺陷引起的异常。

正常情况下，两个染色体形成一对，但是在①的情况下，两个染色体变成一个或三个。一个染色体就有可能是无法怀孕的特纳氏综合征，三个染色体就有可能是唐氏综合征。

②的情况是只有一个基因（单基因）出现缺陷而产生疾病。缺陷既可能出现在常染色体上，也可能出现在性染色体上。常染色体出现缺陷时，在遗传上没有男女差别。

常染色体显性遗传是指两个基因中只要有一个有缺陷就会出现病症的过激性遗传。与此相对，只在两个基因都出现缺陷时才出现病症的相对柔和的遗传就是常染色体隐性遗传（参照153页）。

性染色体有X和Y，X染色体隐性遗传是指X染色体出现缺陷时，拥有一个X染色体的男性才会出现病症。血友病也是属于这种类型的疾病。

③的情况是指由于几个基因（多基因）的共同影响及环境的影响而出

图 5-7　遗传性疾病的三种类型

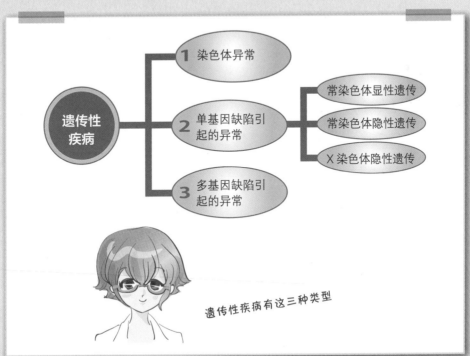

遗传性疾病有这三种类型

现病症。

由于与这种类型相关的病非常多且复杂，所以到目前为止，对于它的结构类型，人们都还没有弄清楚。

多基因异常引起的病有糖尿病、癌、心脏病、脑血管疾病、哮喘、抑郁、精神分裂症等。总之，大多数病都与基因有关。

8　基因异常与疾病的关系

很多病都和基因有关。有的病是一有缺陷基因就会显现，有的病是即使携带有缺陷基因也未必会发病。下面就来看看基因和疾病的关系。

图5-8a所示为一对（2个）染色体。位于一对染色体上相同位置的基

图 5-8a　染色体和基因

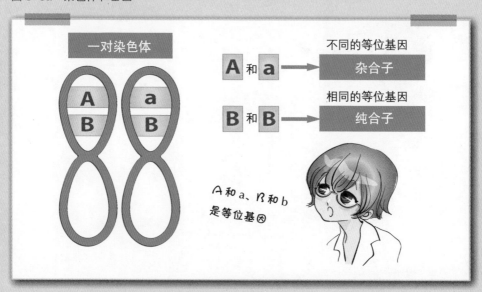

因就叫作等位基因。

两个等位基因都可以指令蛋白质的合成。基因互相都像是主张自己来指令蛋白质似的对立着。

假设一个基因为A，A的变异基因为a。A和a就是相互等位基因的关系。两个等位基因相同时就是纯合子AA，如果有一个发生变异成为a就成为杂合子Aa。当两个都发生变异成为aa时，也称为纯合子。

一方面，有些基因疾病是即使只存在一个变异基因也会发病。以杂合子形式发病就称为显性遗传病。

另一方面，也有从父母那里得到的等位基因都是变异基因，也就是aa和bb时才会发病的疾病。这样的病称为隐性遗传病。

那么，显性遗传病是怎样发生的呢？看图5-8b来分析。健康的父亲和患病的母亲生了4个孩子。其中2个孩子拥有dd基因，是健康的孩子；另外2个孩子是Dd基因，是此病的患者。

显性遗传会带来很严重的遗传疾病。而且这种类型的基因数量非常多。显性遗传病包括家族型高血脂、亨廷顿氏舞蹈症、卟啉症等。

家族型高胆固醇就是血液中的胆固醇含量过高，容易引起动脉硬化。亨廷顿氏舞蹈症的表现为脸部抽搐、手脚无法控制地抖动、认知能力变迟钝。卟啉症则会引起腹痛和精神障碍。

这些显性遗传病的特点就是症状出现较晚。比如，很多患者出现病症状时已经到了有家庭、有孩子的年龄。因此，引起显性遗传的基因总是会以团体形式遗传下去。

图 5-8b 常染色体显性遗传的机制

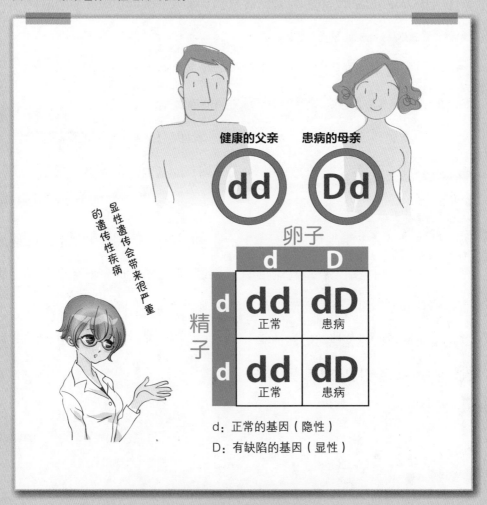

d：正常的基因（隐性）
D：有缺陷的基因（显性）

9　什么是隐性遗传

　　有时明明有致病的基因但却没有发病，这就是隐性遗传。下面来说说隐性遗传中的常染色体缺陷，以及X染色体的相关内容。

　　人体中大约有2万个基因，其中大约有10个是有缺陷的。每个人大概都有10个左右的基因有缺陷。但是即使有基因缺陷也未必一定会显现出来。

　　比如，有一个异常基因，而且是一个隐性基因，而在另外一个染色体上的等位基因（R）成显性，能合成正常的蛋白质。也就是说，这个人的基因是杂合子。

　　像这个人这样，尽管有致病基因但却没有发病的人就称为携带者。

　　图5-9所示为隐性基因产生的形式。常见的有3种情况：

　　（a）父亲和母亲都是携带者；

　　（b）父母中一方正常而另一方为携带者；

　　（c）父母中一方健康而另一方是患者。

　　首先，（a）中假设父亲、母亲都是携带者，他们生有4个孩子，其中有1个孩子有（RR）基因，他是正常的；有2个孩子的基因是（Rr），他们是携带者；还有一个孩子有（rr）基因，他是患者。

　　接着，（b）中的两个孩子的基因是（RR），所以他们是正常的；而另2个孩子的基因是（Rr），他们是该疾病的携带者。这种情况中并没有出现病患。

最后，(c) 中的4个孩子都携带（Rr）基因，他们都是携带者但都没有

图5-9　常染色体隐性遗传的机制

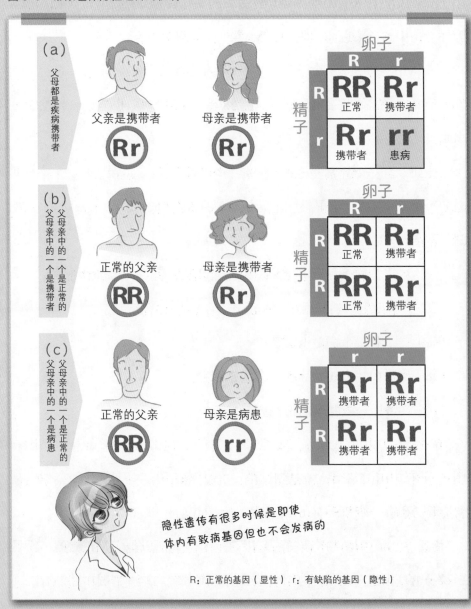

R：正常的基因（显性）　r：有缺陷的基因（隐性）

发病。

通过（a）、（b）、（c）3个图，我们可以看到，隐性遗传病是相对比较少发病的，在隐性遗传病中，如苯丙酮酸尿症、镰刀型细胞贫血症、囊肿性纤维化是比较被人们所熟知的。

苯丙酮酸尿症和镰刀型细胞贫血症前面已经进行了介绍，这里就囊肿性纤维化做一个简要介绍。这种病是由于在肺等器官中合成了异常蛋白质而使器官液黏度过高引起的。白人中每2000人就有1人患此病。

发病时，首先人的肺部发生慢性感染，患者中有3分之1会在20岁之前死亡。在基因猎人不懈的努力下，现在已经在7号染色体中找出了引起这个病的基因。

10 只影响到男性的X染色体隐性遗传

X染色体隐性遗传是指有缺陷基因在X染色体上。到现在为止，被发现的基因缺陷大约有400种，在一个细胞中，女性有两个X染色体（XX），男性只有一个X染色体（XY）。那么，从受到父母的X染色体中存在的缺陷的影响方面来看，男孩和女孩有什么区别呢？

在女儿所接受的两个X染色体中有一个是有缺陷的，因此她就成为携带者但是没有发病。相对应的，儿子只有一个X染色体，因此，在这个染色体中的基因要是出现缺陷，那他就不是携带者而一定是患者了。

像这种X染色体隐性遗传通常只有男性受影响，因此也称为伴性遗传病。当然，女性也有和X染色体有关的病。但女性是X染色体中两个等位基因都发生变异、产生缺陷才会患病。因此，女性患这种基因遗传病的概率相对要少一点。

图5-10所示为父母携带有缺陷的X染色体生下来的儿子、女儿的情况分析。

要考虑下面两种情况：

图 5-10　X染色体隐性遗传的结构

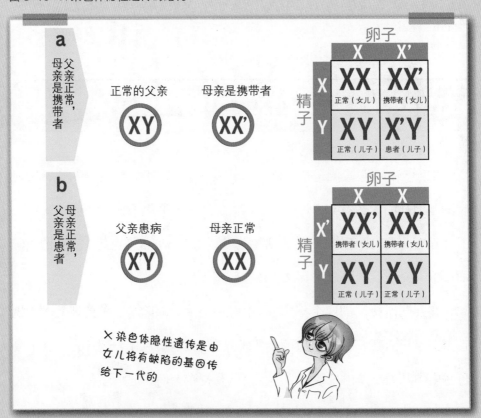

（a）父亲正常、母亲是携带者；

（b）父亲是病患、母亲正常。

然后假设他们都分别有两个女儿和两个儿子。

首先a的情况是两个女儿一个正常（XX），一个是携带者（XX'）；但两个儿子，一个正常（XY），另一个是病患（X'Y）。

接下来b的情况是两个女儿都是携带者（XX'），但儿子是正常的。

从以上内容可知，X染色体隐性遗传是由女儿将有缺陷的基因（X'）传给下一代的。血友病和肌肉萎缩症就是这种遗传病的代表。

血友病是一种无法合成凝固血液所需要的蛋白质而产生的病。而肌肉萎缩症是一种肌肉不断萎缩的病。这种病最为人所知的就是其中被称为进行性肌营养不良的病。得这种病的人的肌肉纤维会慢慢变弱，到目前还没有有效治疗这种病的方法。

但是现在对于这种进行性肌营养不良的肌肉萎缩症，已经有部署基因治疗的计划。比如，注射一种叫作抗肌萎缩蛋白的基因，这个基因是以合成正常的蛋白质为目标的。

11 多基因遗传性疾病和环境造成的影响

以上内容对由一个基因的变异而发生遗传性疾病的情况做了分析。这些病是根据孟德尔法则遗传下来的，它们的原因是单基因（一个基因）发生了异常。

但是，在遗传性疾病中，不仅有单基因的，也有多基因（几个基因）共同作用，从遗传和环境两个方面共同影响而产生的遗传性疾病。比如，哮喘、癌、糖尿病、抑郁症、精神分裂症等。

除了这些疾病外，我们的身高、体重、IQ（智力指数）、性格等特征也是由多基因决定的。

决定这些症状和特征的是几个基因，这些基因在哪里，是如何共同合作的呢？目前还没有答案。为此，笔者就多基因产生遗传性疾病的情形进行假设并通过图解进行了说明（见图5-11a）。

大家都认为对于身高遗传有很大的影响。但是身高也会由于环境而产

图 5-11a　单基因遗传病和多基因遗传病

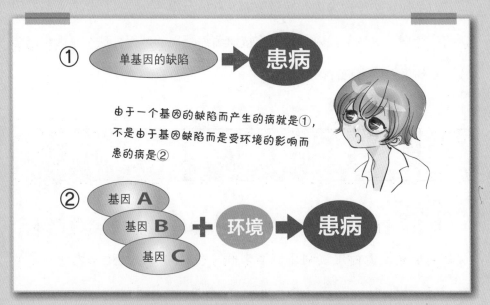

生很大的变化。比如，在成长期有没有摄入充分的营养，或者在小时候有没有得过病等也会对身高产生影响。

即使是基因相同的两个人，面对不同环境，身体特征也会出现不同的变化吗？下面介绍从日本移民到夏威夷的一代人和他的子孙（日本血统）的身高数据（见图5-11b）。

移民第一代的身高，男性为156厘米，女性为148厘米。但是第二代移民男性的身高就长了11厘米，达到167厘米；女性高了4厘米，达到152厘米。这次不过过去了二三十年时间，也不能算是进化。因此，第二代人的身高能高出这么多应该是由于当时比起日本来夏威夷的饮食营养更好的原因。

有趣的是男性身高提高到第二代就结束了，而女性的第三代还在继续

图5-11b　饮食（环境）给夏威夷的日系美国人身高带来的影响

	男性	女性
第一代	156cm	148cm
第二代	167cm	152cm
第三代	167cm	155cm

※ 出处：Am. J. Phys. Anthrop. 32, 429（1970）J.W.Froehlich.

长高。

再介绍一个基因和环境有关的例子——一卵双胞胎的指纹。一卵双胞胎的基因几乎是一样的，胎儿在子宫中的环境也一样，你一定会以为他们的指纹也相同吧！

然而，双胞胎的指纹虽然很像但还是有区别的。即使是在妈妈的子宫里，严格来说，也会有一个胎儿在稍微上面一点，或者在右边一点等，这样双胞胎所处的环境也就有了一点点的不同。这么一点环境的不同就通过不同的指纹体现出来了。

癌和糖尿病也一样，是不能仅仅从基因上来说明的。患上癌症还有可能和除了基因以外的其他因素有关，如摄取了含有致癌物质的食物、吸烟、喝酒等，环境中的污染物质对人体的影响很大。

IQ也是这样，在养育孩子时，给予不同营养素，也会出现不同的脑细胞营养供给。事实已经证明给予了很好营养素的孩子的IQ会高。

从基因研究来看，环境的影响很大。

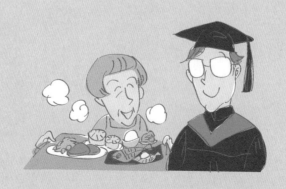

12　诊断遗传性疾病的意义

女性一旦怀孕了就会对要生下来的宝宝的健康状况很在意，主要是担心宝宝有没有什么先天的异常。而生下来的宝宝中有4%是有先天异常的。

具体来说，异常包括染色体异常（25%）、单一的基因异常（20%）、由于母子感染或受放射线辐射等环境原因造成的异常（5%），其他的50%是原因不明的多基因遗传。

现在，随着生物技术的突飞猛进，已经可以在怀孕的早期阶段就能进行遗传性疾病的诊断。这称为出生前诊断。

比如，某个人在怀孕时对胎儿进行了出生前诊断，诊断出胎儿有残疾。知道了这个结果的孕妇可以有以下两个选择。

一个选择是终止妊娠，也就是选择不生下来。还有一个选择可能很少，就是孕妇坚持生下来，在这种情况下，对于有着遗传性疾病的宝宝也能从早期开始适当地处理。

就这样，在妊娠的早期阶段就能正确地判断出遗传性疾病使父母赢得了时间，在这个时间里，父母有生和不生的选择。

如果没有这个时间，就没有生还是不生的选择。也就是说，只能生下带有遗传性疾病的孩子。对于遗传性疾病的预防和治疗，时间非常重要。

因此，在早期诊断胎儿的情况时，尽可能正确地了解诊断结果很重要。

图5-12所示为诊断方法，大致分为以下3种：

图 5-12　遗传性疾病诊断的 3 个方法

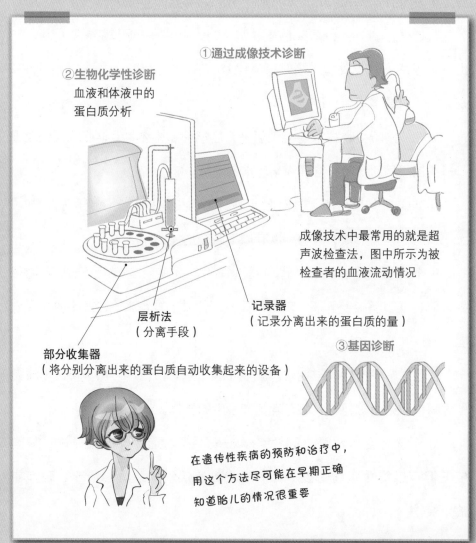

① 通过成像技术诊断；

② 生物化学性诊断；

③ 基因诊断。

① 是通过超声波在视觉上看到胎儿的模样。也可以通过超声波检查胎儿染色体的个数有无异常。

② 是从孕妇腹部提取羊水分析（羊水检查）和提取子宫内的叫作绒毛膜的组织进行分析，称为绒毛活检。

③ 是通过对胎儿基因的分析来检查有无与胎儿疾病相关的基因存在。遗传性疾病就是由于基因出现了问题才产生的，因此检查基因是最直接的诊断方法。

这些检查的共同目的就是正确地、尽可能早地发现胎儿的遗传性疾病，这方面的技术开发一直在不断地进行着。

13 胎儿诊断的成像技术

超声波诊断就是为了观察在子宫中的胎儿而采取的方法，是成像技术之一。

其原理为：让电磁波和要检查的部位接触（检查对象），电磁波会发生反射成像，而且根据接触对象的不同会出现不同的成像。比如，血液这一类液体和骨头类物体的成像就不同。成像技术就利用了这个原理。

在检查对象的各个位置上用电磁波接触，反射回来的电磁波通过计算机进行处理，绘成图像。这就是成像技术。

当然，电磁波有很多种，它们的区别在哪里呢？就是能量的不同。

将电磁波能量从强到弱来排列为：伽马射线、X射线、紫外线、可视射线、红外线、微波、电波。这些电磁波根据使用目的不同被分别应用在不同的领域。

以前，为了能观察到人体内的情况通常采用X射线。但是X射线发出的能量很强，会对人体细胞和DNA产生影响，特别是对于骨骼还没有完全成形的胎儿会产生更大的影响。

为此，诊断胎儿的情况时采用的是比X射线能量要弱得多的低超声波。

使用超声波成像的过程如图5-13所示，采用的是被称为超声波的人耳无法听到的高频段声波（从100万赫兹到1500万赫兹）。超声波可以穿透柔软的人体组织，但无法穿透骨头和气体。因此，超声波射到子宫上后被反射，在各个人体组织上的反射情况有所不同，这种反射的声波就称为回声。将回声处理成图像就能得到胎儿的图像。

医生通过看图像来进行诊断。超声波诊断不仅不痛，对孕妇来说也是安全的诊断方法。

图 5-13　超声波诊断的原理

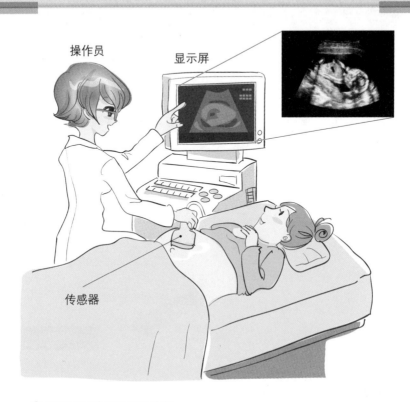

① 把传感器放在孕妇的腹部

② 从传感器中发射的超声波传到胎儿身上

③ 被反射的超声波通过传感器接收，经过计算机处理，在显示屏上
　显示出来

14　遗传性疾病的生物化学诊断

　　生物化学诊断指的是羊水检查和绒毛活检。羊水检查是从子宫中采集

少量的羊水和胎儿细胞，用来检查胎儿是否有遗传缺陷。羊水检查是在怀孕16到18周时进行的，这时能发现胎儿的唐氏综合症和18三体综合征等染色体异常。

图5-14所示为羊水检查的方法。首先，用超声波检查法确认胎儿的月龄、在子宫中的位置和羊水的量。接着，在不伤到胎盘的情况下将针插

图 5-14　羊水检查

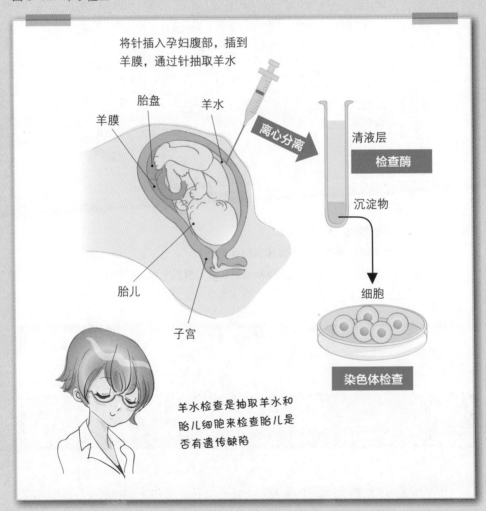

将针插入孕妇腹部，插到羊膜，通过针抽取羊水

羊膜　　胎盘　　羊水

离心分离

清液层

检查酶

沉淀物

细胞

染色体检查

胎儿　　子宫

羊水检查是抽取羊水和胎儿细胞来检查胎儿是否有遗传缺陷

入腹部，取20到30毫升羊水，将取到的羊水用离心分离器分为清液层和细胞层这两层，对清液层进行酶反应分析。然后，培养细胞，进行染色体分析。

比羊水检查更早时期的诊断方法是绒毛活检。采用该方法，即使是在怀孕仅仅3个月以内也能检查出胎儿的遗传性疾病。随着妊娠的进行，绒毛膜会变成胎盘组织。这个检查方法是用导管从阴道进入子宫提取绒毛膜进行分析。

接受这种检查的情况是，在孕妇家族中有遗传性疾病的情况、高龄孕妇胎儿有患唐氏综合征可能的情况、知道孕妇是X染色体隐性遗传病的携带者的情况。

绒毛活检最大的优点是能在怀孕早期得到结果。在知道结果后选择终止怀孕，比起到怀孕后期再终止怀孕对于孕妇来说损伤要小一点。

绒毛活检时子宫的大小比起羊水检查时要小得多，提取组织时也不得不考虑胎儿受伤的可能性。但是这个检查引起的流产率为1%～2%，比3%～4%的自然流产率要小一些。

危险率为0的诊断方法：美国sequenom公司开发出了一个划时代的新型出生前诊断方法，通过孕妇血液检查就能高精度地分析出胎儿染色体的异常情况。该方法刚开始只能诊断21三体综合征，即唐氏综合征，后来还加入了如18三体综合征和13三体综合征的诊断。

在日本，2013年，日本医学会批准将此医疗设备用于胎儿的出生诊断。但是这个检查即使是阳性也未必100%正确，为了确定还是需要进行更为确定的羊水检查。

15 限制酶作剪刀剪短DNA

遗传性疾病最直接的诊断方法就是检查基因，称为基因诊断。

基因诊断就是分析被检查者的样品中是否含有与疾病相关的基因部分。这时用到的就是Southern印迹杂交技术。它由1975年牛津大学的埃德温·萨瑟恩开发出来，所以以此命名。

Southern印迹杂交技术由两个部分组合而成：

① 通过限制酶切断DNA ；

② 电泳。

Southern印迹杂交和这两个技术之间的关系如图5-15a所示。

图 5-15a 基因诊断技术

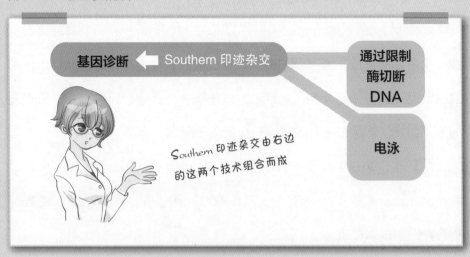

限制酶是从细菌等原核生物中提取的酶，它会切断特定的碱基序列。也就是说，限制酶是切断DNA的剪刀。

限制酶中有可以找到4个碱基排列并进行切断的酶，也有能找到6个碱基并将其切断的酶。限制酶切断了的DNA碱基排列和切断点如图5-15b所示。

图 5-15b　限制酶切断 DNA 碱基对

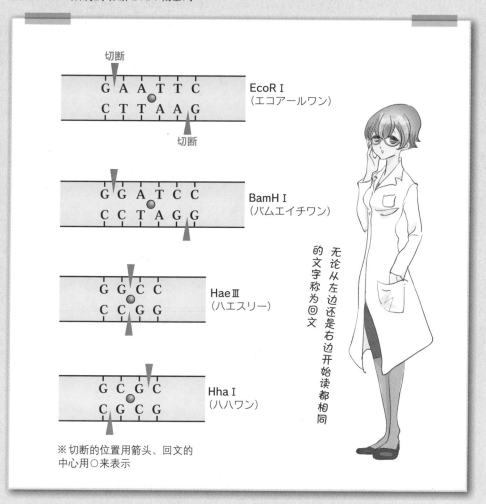

限制酶最大的特点在于它切断碱基对的位置。比如，从大肠菌中发现的限制酶エコアールワン（EcoRⅠ），只要一发现GAATTC这样的碱基对就一定会在G和A之间进行切断。

上面的DNA链条从左边开始读就是GAATTC，下面的DNA链条从右边开始读也是GAATTC，就这样无论从左边还是右边开始读都相同的文字称为回文。日语中也有回文，如"しんぶんし"和"たけやぶやけた"等。

假定DNA碱基序列是随机的，那么限制酶又是如何频繁地切割DNA的呢？

要在有4个特定碱基出现时，在同一个地方有$4 \times 4 \times 4 \times 4 = 4^4 = 256$碱基对的时候；同样的，要在有6个碱基出现时，即$4^6 = 4096$碱基对在同一个地方的情况下。

用限制酶对从被实验者中提取的样品进行切割，得到很多DNA片段。通过对这些部分的分析能检查出基因是否有缺陷。

16 分离DNA片段的凝胶电泳

从被实验者身上提取DNA，加上限制酶后，DNA就被切断成许多片段。再通过电泳分离这些片段。

电泳指的是将带有正电荷或负电荷的分子（如DNA、RNA、蛋白质等）置于电场中时，这些分子会向带有与自己所带电荷相反的电荷一端移动。比如，DNA和RNA带有负电荷，因此会向阳极移动。

具体来说，把DNA放在琼脂一样的凝脂上，通直流电，DNA片段就会从阴极往阳极移动。

电泳技术几乎被应用在了所有与DNA有关的工作中。它是非常重要的技术，因此下面我们来学习一下，如图5-16a所示。

①将DNA样品放在凝胶上。阳离子聚丙烯酰胺和琼脂糖这样的巨大分子作为凝胶。这些凝胶有着像捕鱼的网那样的构造。但是凝胶的网眼比DNA大，因此DNA会从凝胶的网眼中通过。

②电流通过凝胶时，DNA片段就开始移动。长DNA片段会慢慢地移动，短DNA会快速移动。因此，在凝胶上通一定时间的电流，DNA的片段就会按照大小分离出来。像这样在凝胶上呈现出的带状分离就称为电泳条带。

图5-16a 凝胶电泳的原理

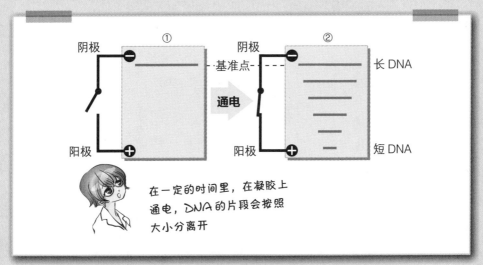

为什么短DNA会比长DNA移动得快呢？

这里来看看DNA在凝胶中的移动力。带负电荷的DNA向正极方向移动的速度和电场的大小、DNA负电荷的数量成比例。因为所有DNA都在相同的电场中，所以越大DNA的移动力量应该越强一些。

然而DNA要移动到正电极方向就必须穿过凝胶。就好像小时候运动会障碍跑中的钻梯子项目似的。也就是说，越小的孩子越容易从梯子下钻过。

DNA也是一样，越小的DNA越能迅速地穿过凝胶孔快速移动（见图5-16b）。

图 5-16b 凝胶孔起筛子的作用

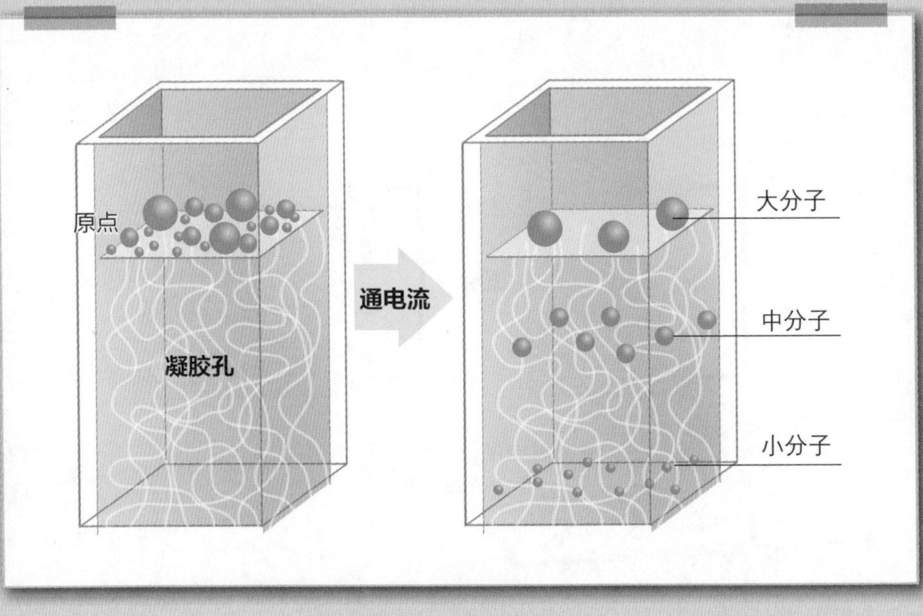

原点

凝胶孔

通电流

大分子

中分子

小分子

172

17　检测DNA

　　电泳结束后，DNA按照大小排在凝胶上。虽然人肉眼无法看到DNA，但也有方法能将其验出来（见图5-17）。有以下两个步骤：

　　① 验出双链DNA；

　　② 验出单链DNA。

图 5-17　化验 DNA

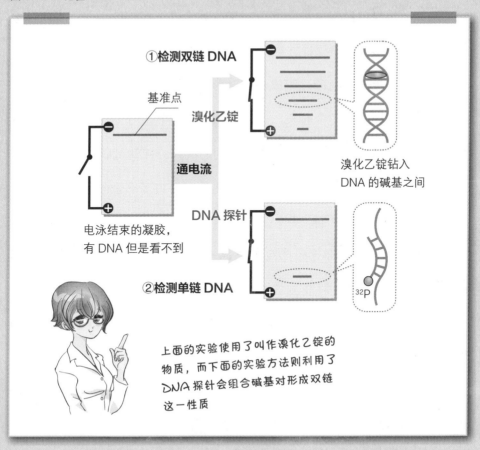

从①开始说明。要化验双链DNA就要将溴化乙锭这种物质和双链DNA混合后用紫外线照射。于是溴化乙锭就进入了DNA碱基对与碱基对之间发出橘色荧光。荧光非常强烈，因此即使是只有大约50毫微克（一亿分之5克）这样极其微量的DNA都能用肉眼看到。但是裸眼看紫外线会伤眼，因此要在暗室戴上墨镜观察。

接着说明②。单链DNA的互补DNA有组合碱基对形成双链的性质，该实验就是利用单链DNA互补DNA（称为DNA探针，指的是为了探寻而使用的针）的这一性质进行的。

比如，假设单链DNA的一部分碱基排列为CGATGCAT。在这个DNA上用上GCTACGTA的DNA探针，则DNA探针和DNA就构成了双链。

就这样，单链DNA通过组成碱基对形成双链就称为DNA杂交。杂交本来是指两个不同的东西合起来。

要检测双链DNA，用上述①中所提到的溴化乙锭就可以了。

但是当使用DNA探针时，有比用溴化乙锭好得多的检测方法，就是事先用放射线的磷（^{32}P）标签DNA探针。

具体来说，就是在把磷酸粘到DNA探针的末端碱基上时，用放射线的^{32}P打上标签。用放射线的^{32}P标记过的DNA探针会和目标DNA进行杂交。然后将X射线胶片放在凝胶上，在有双链DNA的位置就会由于^{32}P而发生感光。

这样就能了解到DNA探针和与它互补的DNA在凝胶的哪个部分。最近，使用荧光剂代替放射性磷（^{32}P）的方法也已经开发出来。

18　寻找目标基因为目的的基因狩猎

有一类以寻找与遗传性疾病有关的特定基因为研究目标的人。他们的名字叫基因猎人，那么他们又是怎样寻找目标基因的呢？

回顾到现在为止我们所学的技术，具体如下：

① 在样本中加入限制酶将DNA切断；

② 再将DNA片段通过凝胶电泳技术，根据DNA的长短分离开；

③ 检测双链DNA用溴化乙锭，检测单链DNA则是用放射性^{32}P或荧光剂标记过的DNA探针。

依照这个程序真的可以从大量基因中找到目标基因吗？下面一起看看。

这里有一个有着许多基因的样本。将这个样本用识别六碱基的限制酶（如EcoRⅠ、BamHⅠ）处理。这些酶将DNA切断成许多片段，每个片段中大约有4000个碱基。片段的数量是由原DNA的碱基对数量决定的（见图5–18）。

感染哺乳类动物呼吸系统的腺病毒有36 000个碱基对，用识别六碱基的限制酶处理后，成为9个片段。感染细菌的T2噬菌体有17万个碱基对，就形成了43个片段。比病毒更复杂的大肠菌大约有400万个碱基，就形成了1000个片段。

这么多的DNA片段都在凝胶上，因此无法区别出各个电泳条带来，何

图 5–18　用识别六碱基的限制酶将染色体的 DNA 切断时的 DNA 片段预测数

由来	碱基对数量	DNA 片段数量
腺病毒	36 000	9
T2 噬菌体	170 000	43
大肠菌	4 000 000	1 000
蝇	170 000 000	43 000
人	3 000 000 000	75 000

况人类DNA的电泳条带数达到了75万。实际上，凝胶从上到下几乎都排满了密密麻麻的DNA电泳条带。

在这样的状态下找到目标DNA似乎是不可能的吧？但实际上，从这里是可以检出目标基因的，用的就是下一节要介绍的Southern印迹杂交法。

19 基因狩猎所不可欠缺的Southern印迹杂交法

Southern印迹杂交法的原理就是将双链DNA分成两条单链DNA，给其中一个DNA加入互补DNA探针，DNA探针和单链DNA组成了双链。这个操作就是DNA杂交。这里使用的DNA探针有两个特点：

① 它的碱基排列和目标基因互补；

② 用放射线的^{32}P标记过。

于是，DNA探针和目标DNA组成了双链。成为双链的DNA探针由于有着放射性而使X射线胶片感光（参照174页）。凝胶上X射线胶片感光的地方就有目标基因。

其原理看起来简单，可是一旦实践起来就没有那么简单了。原因就是在电泳中用到的琼脂糖是琼脂，缺乏机械性，会在杂交实验过程中损坏。这是一个很大的问题，当时很多研究DNA的人都无法解决。1975年，这个问题被萨瑟恩完美地解决了（见图5–19）。

图5–19　Southern 印迹杂交法的原理

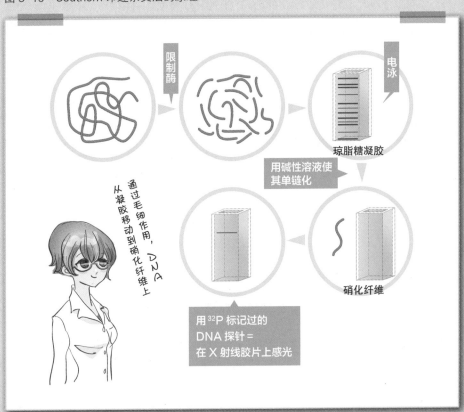

硝化纤维可以把它当成精细的纸，它比凝脂要结实得多。而且把它按到凝脂上后，由于毛细作用，DNA会从凝胶移动到硝化纤维上。

20 镰刀型细胞贫血症的基因诊断

遗传性疾病的原因是基因变异。如果发生变异的地方正是限制酶切断的位置，那么本来应该被切断的，现在则无法被切断了。也就是说，限制酶可以切断没有发生变异的DNA，无法切断发生了变异的DNA。

比如，EcoRⅠ会把GAATTC这个序列从G和A之间切开，如果这个DNA发生了变异，G变成了A，成为AAATTC这样的序列，则EcoRⅠ就无法在原来的位置进行切割。

Southern印迹杂交法可以确认DNA是否能在某个特定的位置被切断。因此，采集被实验者和健康者的DNA，加上限制酶，在用Southern印迹杂交法的模式来比较，就能判断出来被实验者是否有特定的疾病基因。这就是基因诊断的原理。

下面将以镰刀型细胞贫血症为例进行说明。镰刀型细胞贫血症是血红蛋白中的β链产生变异而引起的遗传性疾病。

首先，寻找能区分正常血红蛋白和异常血红蛋白的酶。尝试用多种限制酶切断血红蛋白后，发现了能够完成这个任务的酶，叫作MST2。

如图5-20所示，用MST2处理过的正常血红蛋白在①、②、③三处被切断，形成1150碱基和200碱基两个DNA片段。

图 5-20 镰刀型细胞贫血症的诊断

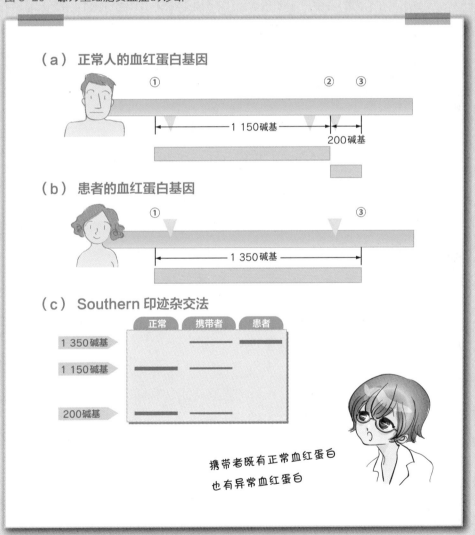

用同样的酶来处理异常血红蛋白，原本的2切断处就没有了，只剩下1350碱基片段。

因此，实验的顺序如下：首先用限制酶将正常血红蛋白和患者的血红蛋白切断，进行凝胶电泳实验；然后在各个DNA断片上，以另外准备的单链β血红蛋白作探针，再通过Southern印迹杂交法来进行确认。

21 亨廷顿氏舞蹈症的基因诊断

在镰刀型细胞贫血症中，由于变异的指令蛋白质基因出现了异常，限制酶的切断模型也发生了变化，所以找到这个病的诊断方法相对简单。但是，在大量的遗传疾病中，已经确定与疾病相关的蛋白质很少。

也就是说，还有很多的遗传疾病还没有确认致病蛋白质，也就无法捕捉到基因。这样的遗传疾病能做基因诊断吗？答案是肯定的。

以亨廷顿氏舞蹈症为例进行说明。亨廷顿氏舞蹈症是1872年开始被发现的常染色体显性遗传病。其表现为在成人期神经系统出现障碍，出现不可控制的颤搐，最终导致死亡。

对于这个病的基因诊断，如果能找到将正常基因和亨廷顿氏舞蹈症基因用Southern印迹杂交法区别开来的酶就可以了（见图5-21）。其原理很简单，但是实际工作却很复杂。首先，能将正常基因和致病基因以不同模式切割的限制酶有几百种。

接着还必须寻找DNA探针。由于人类基因过大，自身无法作为探针使用，所以要将人类基因分成几千个部分，从中寻找合适做探针的片段。想想这些工作都觉得复杂！

图 5-21　亨廷顿氏舞蹈症的诊断

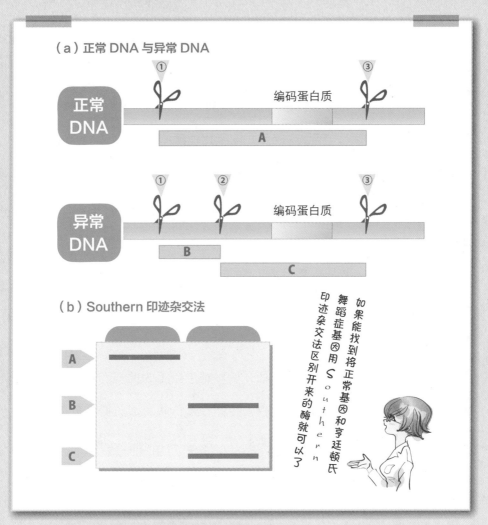

但是，幸运的是，有一种一开始就被选出来作为限制酶的称为HindⅢ的限制酶和一个最早就被选为DNA探针的12探针之一（被称为G8的DNA探针）。将它们组合起来就能将正常基因和亨廷顿氏舞蹈症基因区别开来。

22 饮食生活保护生命

治疗遗传性疾病的要点就是要在早期发现。下面以苯丙酮酸尿症为例进行说明。

苯丙酮酸尿症是常染色体隐性遗传病，在日本每8万人中就有1个病患。如果不进行治疗，它会造成婴儿的重智能障碍。

但是，通过改变饮食就能将这个病的副作用降低到最小限度。特雷西·贝克是NASA（美国宇航局）的一名宇宙物理学家。她出生时看起来是健康的，但还不到一个月时，她的母亲就开始发现她有些异常：她和她的姐姐不同，老是昏昏欲睡。在新生儿筛查中查出特雷西的血液里苯基丙氨酸的浓度超过正常值10倍。特雷西得的就是苯丙酮酸尿症（见图5-22）。

她的父母很受打击，但是立刻开始对她进行了为此病专门开发的严格的食物疗法：要一直将蛋白质的摄入控制在最低限，成长必需的氨基酸则通过药物来补充。但是，对于孩子来说，这是一件很痛苦的事。

学校提供的饮食，孩子们的生日晚会，在朋友家留宿等时候都不能例外。

她在9岁的时候，反抗饮食限制，偷偷地吃了一块禁吃的奶酪。于是接下去的几个月，她在学校的成绩不断下降，数学甚至于降到了差班的程度。

图 5-22 得苯丙酮酸尿症的特雷西

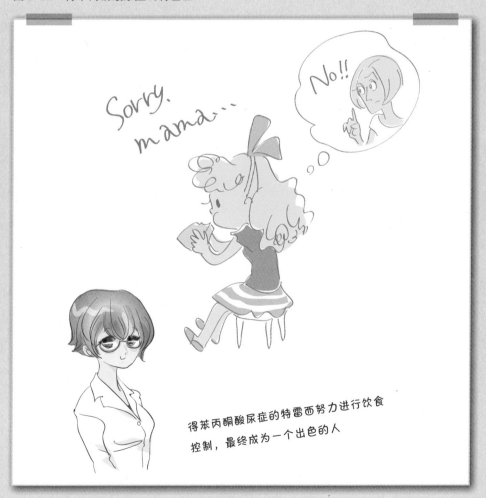

得苯丙酮酸尿症的特雷西努力进行饮食控制，最终成为一个出色的人

从此之后，她一直严格控制饮食。专心致志学习的她在1995年从名校UCLA（加州大学洛杉矶分校，毕业，2001年获得纽约州立大学宇宙工学博士学位。她现在在NASA工作出色，是患相同病的孩子们的优秀榜样。

23 能诊断但是没有治疗方法的帕金森综合征

刚开始，谢尔盖·布林只是单纯地把基因诊断看成儿戏。他是搜索引擎谷歌的创始人之一，给全世界的信息处理带来了革命。他将网络变成了一个谁都无法想象的信息收集中心。

他的妻子安妮·沃西基创立了个人染色体组检测技术公司（23andMe）。她希望谢尔盖能当第一个实验者，好奇的谢尔盖很爽快地答应了。不仅如此，他还鼓动亲戚也加入，想查有什么样的共有DNA。实验的检测结果一般就是查出患某一些疾病的概率很高，患其他疾病的概率比较低。

不久23andMe就开始了这个新的业务。谢尔盖听妻子的劝告，让公司检测自己的LRRK2基因。目前已经明确LRRK2基因发生变异容易引起帕金森综合征，而且谢尔盖的母亲也得了这种病。

看到基因诊断结果时，他35岁，他知道了自己和母亲的LRRK2基因都有变异，他很吃惊。他已经无法再把基因检查当作儿戏了（见图5-23）。

LRRK2基因有变异的他，到80岁时患帕金森综合征的概率是74%。帕金森综合征发病后，人的身体僵硬，脸部像戴面具似的毫无表情，手脚震

图 5-23　谢尔盖的决断

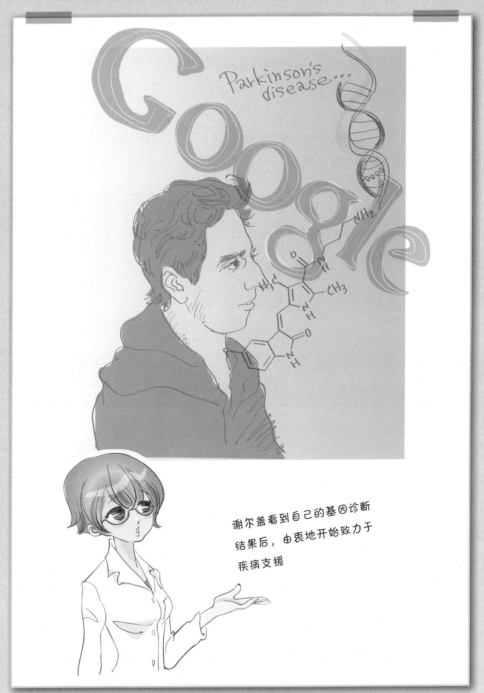

谢尔盖看到自己的基因诊断
结果后，由衷地开始致力于
疾病支援

动，病情将继续恶化，甚至无法站立。该病到现在没有有效的治疗方法，也许等他到高龄时，已经有了好的治疗方法，但这个无法保证。亨廷顿氏舞蹈症和帕金森综合征是即使能在基因层面预测发病概率但还是没有治疗方法的疾病。

他在博客上面这样写道："我在人生的早期知道了自己年老以后也许会得的疾病，所以就会去选择尽可能减少得病可能性的一种生活方式，在我得病之前，要开始行动支援这个病的研究。我要比别人更了解与自己相关的病，这样提早几十年做好心理准备。"

演员迈克尔·J·福克斯公开了自己患有帕金森综合征的事实并创立了相关研究基金，谢尔盖积极支援这个基金。

24 什么是基因治疗

遗传性疾病是由于基因无法发挥机能而引起的疾病，只要在细胞中植入有机能的基因DNA就可以得到治疗，这就是基因治疗（见图5-24）。

把DNA放入细胞中，细胞或许会有抵抗。但是，一直以来我们都是生病就吃药，发烧就用阿司匹林，得细菌感染性的病就服用抗生素。我们一直是从体外摄取天然品和药的，从这一点来说，基因治疗实际上和阿司匹林和抗生素一样。

可以说对于遗传性疾病也是这样的。治疗血友病就是注入体内本身不

图 5-24 基因治疗的概况

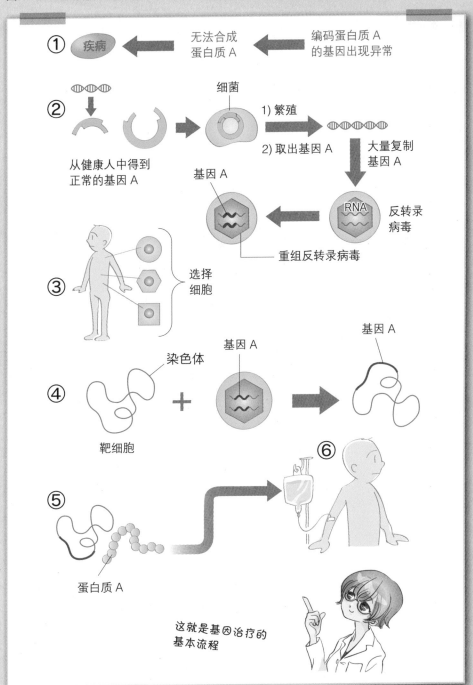

足的血小板，治疗侏儒症则是注入生长素，治疗苯丙酮尿症则是摄取低苯基丙氨酸牛奶等。

前面提到过由于ADA缺损症而使免疫不全的戴维的案例。戴维去世6年之后的1990年9月14日，NIH（美国国立卫生研究所）进行了正式被承认的基因治疗，NIH的迈克尔布里斯和弗伦奇·安德森为由于ADA缺损而免疫不全的俄亥俄州4岁小女孩亚香提进行了基因治疗。

治疗的步骤如下：

① 从小女孩的血液中提取有免疫功能的T细胞，大量进行培育；

② 准备基因的搬运工反转录病毒，然后在反转录病毒中放入人的ADA基因，因为反转录病毒有跑到细胞外肆意繁殖的危险，所以这个治疗所用的反转录病毒是事先不活化的；

③ 用携带有ADA基因的反转录病毒去感染免疫T细胞，ADA基因顺利进入细胞的染色体后，细胞就有了正常的机能，选择这样的细胞重新放入病患体内。

④ ADA基因能合成有效的ADA，她的免疫机能大大提高。

但是，接受ADA基因的T细胞只能存活一段时间，小女孩必须每年接受6次治疗，后来治疗她病的药被开发出来，她开始服用药，到现在也一直健康地活着。

但是，她的恢复是否是由于基因治疗还没有得到确认。

25 基因治疗的技术性课题

　　虽然早期的基因治疗结果并不明朗，不过这种治疗在20世纪90年代被人们寄予了很大的希望。人们希望治疗技术能有长足的进步。在这个领域，很多出色的科学工作者都在不断努力，在他们的研究道路上有4个障碍（见图5-25）。

　　（1）搬运工的问题

　　DNA是负电荷分子，而且细胞膜和核膜都被脂质所覆盖，因此要让DNA穿过细胞膜和核膜到达染色体不是一件容易的事。另外，还必须将其

图 5-25　4 个障碍

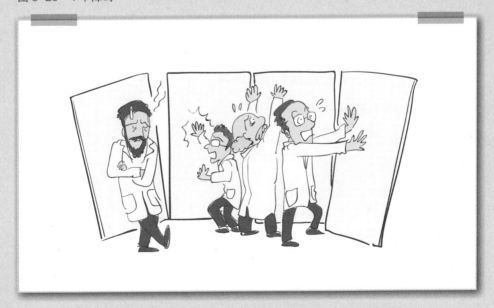

运送到目标DNA细胞。这时，反转录病毒作为搬运工发挥了作用。为了不让细胞生病还必须使反转录病毒不活化。这里所举的几个步骤都很难控制。

（2）基因是否会发挥作用的问题

在治疗过程中必须将DNA运送到目标细胞的染色体，然后DNA被转录成mRNA，被转译成蛋白质。即使反转录病毒将基因运送到了目标细胞，也无法控制DNA到底插入到染色体的什么位置。还有可能，好不容易进入细胞的病毒又被从细胞中撵出来。

（3）可能被免疫系统排斥的问题

即使顺利地运送了DNA，但是由于新DNA会产生原本细胞中不存在的蛋白质（这会被当作异物），从而很有可能被免疫系统排斥。

（4）细胞可能会癌化的问题

由于病毒载体的性质而有了这种担心。由反转录病毒的感染为诱因，使细胞中的癌基因有开始活动的可能。

要想基因治疗成功就必须将这些障碍一个个解决。科学工作者全力解决这些问题却最终引发了悲剧。

1999年9月17日，一个18岁的年轻人在宾夕法尼亚大学接受了基因治疗4天后死去，他的名字是杰西·格尔辛基。由于其肝脏无法产生某种酶，而使体内大量积蓄了有毒的氨，形成疾病。他的病通过药物和饮食能得到很好地控制，但是由于他想帮助更多的患这种病的人而志愿加入基因治疗。最初，人们认为他的死是因为病毒载体被免疫系统排斥引起的，但是调查之后发现，实验小组的安全对策马虎，而且主导实验的杰弗里·以斯拉鲁和企业有着利益共有关系，但却刻意隐瞒。这是被称为利益相反的违法行为。

也许是科技工作者太急功近利了吧！这给基因治疗的发展带来了很大的影响。2000年，法国科学工作者对10名先天免疫不全的儿童进行基因治疗后，孩子们恢复了免疫力。和亚香提的情况不同，这次治疗后，孩子们以后都不用吃药，已经得到了完全的康复。当时人们都很兴奋。但是后来，虽然只是少数，10个人中的2个得了白血病。这可能是由于病毒载体使体内细胞的癌基因活性化了。

26 干细胞治疗的可能性

对于基因治疗，特别存在运用病毒运送DNA到细胞的问题。那么如果直接运送细胞会怎样呢？这就是干细胞治疗。

所谓的干细胞就是指继续复制后能变化成其他种类细胞的细胞，将这种干细胞移植到体内，会变化成和移植到的人体组织相适应的细胞。因此，干细胞被寄予希望能用于治疗由于胰脏中 β 细胞死亡而发病的1型糖尿病和由于脑神经细胞死亡而发病的帕金森综合征。

在很多脏器中都有干细胞，但所有的起源就是精子和卵子结合的受精卵。受精卵着床子宫后，反复分裂，慢慢形成胎儿。仅仅是一个受精卵反复分裂后，就变化成了构成身体和大脑的200多种细胞。

干细胞治疗在1998年找到了突破口。1998年，威斯康星州大学的詹姆斯·汤姆森制作出胚胎干细胞成为这个突破口。他从人体胚胎中制作出来将来能形成人体任何组织的ES细胞。但是，相信人的生命从受精的瞬间就开始的人们在伦理上很难接受人的胚胎用于研究。就此，研究告一段落。

不过，2006年，京都大学的山中伸弥报告称，干细胞治疗的实践取得了阶段性成果。在老鼠的皮肤细胞中仅仅放入4个基因就能得到能变化出老鼠任何组织器官的多功能干细胞。这样就无法用伦理性理由来阻止干细胞治疗了。

这种新式的干细胞被称为IPS细胞（诱导性多功能干细胞）。用患者的皮肤也能制作出IPS细胞。因此，IPS细胞不会被患者的免疫系统排斥，能在组织中扎根下来（见图5-26）。现在日本正致力于研究将IPS细胞应用到治疗中。

图 5-26 干细胞治疗的可能性

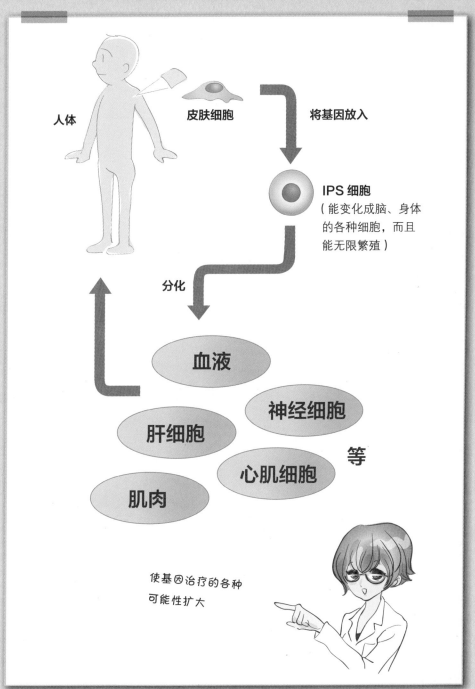

索　引